Beate Dieneck

Brustkrebs …

und das Leben geht weiter

Impressum CreateSpace

Brustkrebs – und das Leben geht weiter

Copyright © 2015 Beate Dieneck

Lektorat: Erik Kinting / www.buchlektorat.net

Satz & Umschlag: Erik Kinting

All rights reserved

FrauSuhrbier1965@aol.com

ISBN 978-1518790454

Inhalt

Vorwort

Mit diesem Buch möchte ich all denen, die an Brustkrebs erkranken, helfen mit der Krankheit fertig zu werden.

Eine Krebserkrankung bedeutet nicht, dass man sterben muss. Ich möchte Sie zum Kämpfen auffordern. Brustkrebs ist eine viel erforschte Krebsart und die Behandlungsmethoden werden ständig angepasst.

Ich möchte Ihnen in diesem Buch zeigen, dass Ihre eigene positive Einstellung zum Brustkrebs helfen kann, die Behandlung gut zu überstehen.

Biografie

Ich wurde am 17.02.1965 geboren und wuchs mit meinen zwei jüngeren Schwestern Susanne und Annette, meinem Vater Klaus und meiner Mutter Heidemarie auf.

Nach zehn Schuljahren und einem Realschulabschluss begann ich eine Ausbildung als Pharmakantin (Arzneimittelherstellung). Während der Ausbildung lernte ich 1981 meinen Mann Stephan kennen. Nach der Ausbildung arbeitete ich weiter im Unternehmen in der Arzneimittelverpackung. 1986 bekam ich eine Stellung als *Meister der Verpackung* und hatte das erste Mal mit Personalführung zutun. Ich stellte fest: *Mensch, das ist genau mein Ding mit Personal zu arbeiten.*

1989 fing ich meinen *Industriemeister* auf der Abendschule an. Schon nach zwei Wochen bemerkte ich, dass ich schwanger war – was mich aber nicht abhielt, weiter zur Abendschule zugehen.

Im Jahr 1990 heirateten wir. Im April kam unsere Tochter Jessica zur Welt.

1992 machte ich die Abschlussprüfung zum Industriemeister der Fachrichtung *Pharmazie*, meine Tochter Jessica war da gerade zwei Jahre alt. Ich hatte während meiner Weiterbildung viel Unterstützung durch meinen Mann und meine Familie.

1994 kündigte Stephan sein Anstellungsverhältnis und machte einen Neustart als Elektriker in der

Firma meines Vaters, denn es war geplant die Firma zu übernehmen, wenn mein Vater sich zu Ruhe setzt.

1996 fing ich neben meiner Arbeit und unserer Tochter Jessica ein Fernstudium für *Geschäftsführung für Kleinbetriebe* an.

Auch bei meinem Arbeitgeber ging es mit mir weiter. Ich bekam die Möglichkeit, an vielen Seminaren zum Thema *Personalführung* und *Neuausrichtung im Unternehmen* teilzunehmen.

1998 hatte ich die erste große Aufgabe: Einführung der Gruppenarbeit in der Produktion. Das machte mich und mein Team schnell zu Außenseitern, denn für die Veränderungsprozesse wollten die Mitarbeiter ihre alten Gewohnheiten nicht aufgeben. Ich dagegen war so überzeugt von diesem Projekt, dass ich vollen Einsatz und Herzblut einbrachte. Dabei lernte ich das Verhalten von Menschen bei Veränderungen kennen. Dieser Prozess lief über mehrere Jahre.

Im Juni 2000 wurde aber auf einmal alles anders. Ich stellte beim Duschen in meiner linken Brust einen kleinen Knoten fest und ging zum Frauenarzt. Dieser schickte mich zur Mammografie. Ich machte mir keine Gedanken, denn meine Mutter und meine kleine Schwester hatten ja auch Zysten in der Brust, also warum ich nicht auch?

Das böse Erwachen kam, als der Arzt mir nach der Mammografie sagte, dass das ein kleiner Knoten sei, der operiert werden müsse. »Das dauert nicht lange«, meinte er, als ich ihm sagte, dass unser Urlaub schon geplant sei. Er gab mir noch Flyer von Krankenhäusern, die solche OPs durchführen.

Mann, war das eine Klatsche! Ich rief Stephan an. Das war am 13.06. – den Tag werde ich nie vergessen. Ich suchte mir von den Krankenhäusern das *Moabiter* aus und rief gleich von zu Hause an. Ich bekam einen Termin für den 15.06.

Ich ging am nächsten Tag zur Arbeit und sagte meinem Chef, ich müsste schon mittags gehen, weil ich noch zum Frauenarzt musste.

Auf meinem Heimweg traf ich Stephan, der etwas bedrückt aussah. Also gingen wir zusammen zu meinem Frauenarzt.

Was jetzt kam, war einem Albtraum sehr ähnlich: »Frau Dieneck, Sie haben Brustkrebs.«

Ich konnte es nicht glauben und mein erster Gedanken war: *Meine kleine Jessica muss ohne Mama aufwachsen!* Und der zweite: *Ich habe kein Testament!* (Habe ich heute auch noch nicht.) Danach gab es nur noch Tränen und ich fühlte mich wie in einer Wattewolke (es wurde viel gesprochen und ich konnte nichts verstehen).

Ich konnte die ganze Nacht nicht schlafen, hörte immer nur: *Sie haben Brustkrebs!* Ich glaubte, ich würde sterben.

Am Freitag sind Stephan und ich in die Klinik gegangen. Zum Glück war ich nicht allein, denn ich war immer noch in meiner Wattewolke.

Die Ärzte waren sehr nett und erklärten uns, was jetzt alles kommen würde. Ich hatte nackte Angst (mir war schlecht, heiß und kalt gleichzeitig).

Als Erstes wurde eine Biopsie gemacht, also der Knoten wird angepikt. Danach war klar: *bösartig*. Der Chirurg beruhigte mich: »Frau Dieneck, sie müssen nicht sterben.« Das war der erste Lichtblick, denn sterben wollte ich nicht.

Nach dem Krankenhaus holten wir unsere Jessica von meiner Schwester Annette ab. Mein OP-Termin war der 20.06.2000, also Dienstag, und ich musste am Montag ins Krankenhaus. Die erste Frage von Jessica, nachdem sie *Krebs* gehört hatte: »Mama, stirbst du jetzt?« – »Nein«, war meine Antwort, denn ich hatte ja noch die Worte vom Chirurgen in den Ohren. »Na, dann ist ja gut«, war ihr Kommentar.

Auch diese Nacht konnte ich nicht richtig schlafen, denn OP und Chemo gingen mir im Kopf herum. Keine Haare! Ich hatte Angst.

Am nächsten Tag holten wir meine Eltern vom Flughafen ab. Sie waren in Spanien und wussten noch nicht Bescheid. Aber wie sollte ich es ihnen sagen? Meine Eltern spürten, dass etwas nicht in Ordnung war. Sie blieben ganz ruhig. »Das schaffen wir«, sagte meine Mutter. Sie zeigte Stärke, genau, was ich jetzt brauchte.

Am Sonntag kamen die Familienmitglieder Stephans zu uns, denn wir hatten beschlossen, allen Bescheid zu sagen und aus meiner Brustkrebserkrankung kein Geheimnis zu machen. Das war ein merkwürdiger Tag, es flossen viele Tränen.

Am 19.06 war nun der große Tag – ich musste in die Klinik!
Der Tag verging nur sehr langsam. Es wurden einige Untersuchungen durchgeführt.
Vor der OP konnte ich vor Angst nicht schlafen, ich war noch nie operiert worden.
Am Morgen vor der OP war ich ganz ruhig. Als ich nach der OP wach wurde, konnte ich mich kaum bewegen, denn ich hatte eine große Narbe es waren auch Lymphknoten entfernt worden. Aber ich hatte nur einen Gedanken: *Jetzt ist er weg, der Knoten. Was jetzt kommt, hilft nur, den Krebs nicht wiederzukriegen.*
Ich wurde von den Schwestern nett behandelt. Sie konnten nur nicht verstehen, dass ich mir am Abend nach der OP im Fernsehen meine Lieblingssendung *Emergencyroom* anschaute. Sie meinten, ich wäre hart im Nehmen.
Ich hatte ein Einzelzimmer, was für mich sehr gut war. So konnte ich ständig Besuch bekommen, ohne dass jemand gestört wurde.

Ich erholte mich gut nach der OP, aber ich konnte meinen linken Arm nicht gut bewegen. Meine Einschränkung war sehr groß. Ich wusste, dass noch viel Geduld erforderlich war.

Stephan war zu dieser Zeit schon in der Abendschule, wegen der Ausbildung zum *Handwerksmeister*. Er kam mich jeden Abend besuchen, auch nach der Schule. Er wollte damals mit der Schule aufhören, aber ich meinte, er solle die Schule abschließen: »Das schaffen wir gemeinsam!«

Nach zehn Tagen konnte ich das Krankenhaus übers Wochenende verlassen.

Mein Therapieplan:

- 4x Chemotherapie á 3 Tage im Krankenhaus stationär
- Kontrolluntersuchung am 12. Tag (Nadir)
- Wiederholung der Therapie alle 22 Tage
- danach 33 Bestrahlungen der Brust und der Lymphabflusswege
- anschließend eine weitere Chemotherapie mit 6 Einheiten
  Wiederholung alle 2 Wochen ambulant
- danach sollte ich zwei Jahre künstlich in die Wechseljahre versetzt werden. Dafür war einmal im Monat eine Bauchspritze mit *Zoladex* vorgesehen. Wenn es wieder zu Monatsblutungen käme, sollten die Eierstöcke entfernt werden. Zum Schluss würde noch fünf Jahre die Einnahme von einem Antiöstrogen folgen.

Am Montag sollte meine Therapie starten. Also ab ins Krankenhaus und los, denn ich wollte keinen Krebs mehr bekommen.

Ich wurde für drei Tage stationär aufgenommen, fühlte mich allein und hatte große Angst vor der Nadel, denn ich bekam die Chemo in den Handrücken. Erst so ein rotes Zeug und danach eine durchsichtige Flüssigkeit. Ich konnte keinen Bissen zu mir nehmen aus Angst, ich würde mich übergeben, was aber nicht der Fall war. Große Nebenwirkungen hatte ich nicht, aber ich fühlte mich schlapp.

Nach zwölf Tagen bemerkte ich, dass mir meine Haare ausfielen. Ich hatte mich entschlossen, mir alle Haare von Annette abschneiden zu lassen, doch leichter gesagt als getan – wir beide haben geheult wie die Schlosshunde und ich wollte niemanden mehr sehen. Ich fühlte mich nackt und hässlich.

Auch mit der Perücke, die ich schon zu Hause hatte, veränderte sich mein Zustand nicht. Meine Familie hat versucht mich zu trösten, aber es dauerte sehr lange, bis ich mich einigermaßen daran gewöhnt hatte.

Mein Mann besorgte mir ein Biker-Tuch und damit ging es. Er sorgte auch dafür, dass ich am Leben draußen teilnahm und mich nicht in der Wohnung versteckte, was ich am liebsten gemacht hätte. Ich wollte auch nicht, dass mich jemand ohne Haare fotografierte – es gibt nur sehr wenige Fotos aus der Zeit; nur ein einziges ohne Haare.

Die zweite Chemo war genau wie die erste. Es war die zweite von insgesamt vier. Nebenwirkungen waren Verstopfungen und das Nachlassen meines Geruchssinns.

Nach der zweiten Chemo gingen wir in unseren verdienten Urlaub – die Ärzte waren mit der Reise einverstanden –, sollten aber nach zwölf Tagen im Krankenhaus eine Blutuntersuchung machen lassen (*Nadir*, da sind die Blutwerte am niedrigsten).

Unser Urlaub in Norwegen war herrlich. Wir drei machten uns schöne Tage, bis der Termin mit dem Krankenhaus dran war. Ich hatte wieder nackte Angst – im Ausland ins Krankenhaus, wo ich die Sprache nicht verstand. Mein Mann übernahm Gott sei Dank das Gespräch, denn mir war so schlecht, dass ich nicht vom Klo runterkam.

Die Blutentnahme war okay und wir bekamen auch das Ergebnis sofort.

Nach dem Krankenhaus sind wir erst mal im Hafen in eine Bar gegangen und mussten den Schreck mit einem Bier runterspülen.

Der restliche Urlaub verlief sehr ruhig.

Gleich nach unserer Rückkehr musste ich zur dritten Chemo wieder ins Krankenhaus. Meine Nebenwirkungen waren wieder Verstopfung, kein Geruchssinn und mein Geschmackssinn ließ auch nach. Ich nahm auch zu.

Nach drei Wochen gab es die vierte und letzte Chemo. Endlich, die Zeit ist sehr schnell vergangen.

Nun folgte die Vorbereitung für die Bestrahlung. Als Erstes wurde ein Planungs-CT durchgeführt; dabei wurde ich für die Bestrahlung angezeichnet, damit die Punkte zum Ausrichten sichtbar waren. Ich bekam noch Puder für die Haut und die Ärzte sagten mir, dass ich ab jetzt nicht mehr duschen sollte, die Stellen durften nicht feucht werden. – Was für eine Vorstellung, die nächsten sieben Wochen nicht zu duschen!

Nach Absprache mit den Ärzten konnte ich alleine mit meinem Roller zur Bestrahlung fahren. Dort ging es dann in den Keller, wo man wartete, bis man aufgerufen wurde. Dieser Warteraum war sehr kalt eingerichtet und alle Patienten, die mit mir warteten, waren immer traurig, es war eine sehr bedrückende Atmosphäre und mit jeder Woche wurde es schlimmer.

Als Nebenwirkung der Bestrahlung war ich sehr müde und schlapp, aber meine Haare fingen endlich wieder an zu wachsen und nach der fünften Woche ließ ich auch das Tuch weg – ich war so stolz, dass ich wieder eigene Haare bekam.

Nach den sieben Wochen Bestrahlung kam nun die nächste Reihe Chemos, diesmal ambulant, das war viel besser.

Die Zeit verging wie im Flug. Die Nebenwirkung war Hunger und ich nahm richtig zu.

In dieser Zeit half mir meine Familie sehr, denn im Haushalt konnte ich noch nicht alles machen, weil die Beweglichkeit in meinen linken Arm noch nicht wieder ganz in Ordnung war. Auch meine Jessica half mir so gut sie konnte. Sie wurde mit ihren elf Jahren ziemlich schnell selbstständig.

Alle rieten mir, ich sollte eine Anschlussheilbehandlung machen, aber ich wollte nicht alleine fahren. Die Sozialberatung im Krankenhaus erklärte mir, ich bräuchte auch nicht alleine zu fahren, es gäbe die Möglichkeit, meine Tochter mitzunehmen. Daraufhin stimmte ich zu.

Ich bekam eine Bewilligung, mit Jessica vier Wochen nach Bad Oexen zu fahren. Mein Mann brachte uns hin und konnte sogar an jedem Wochenende bei uns schlafen, denn die Kurklinik war auf Familie eingestellt. Wir bekamen im Apartmenthaus zwei große Zimmer für uns.

Das waren die unglaublichsten vier Wochen in meinem Leben und sehr prägend. In dieser Klinik waren nicht nur krebskranke Mütter mit Kindern, sondern auch krebskranke Kinder mit Müttern, herzkranke Kinder mit Müttern und verwaiste Eltern untergebracht. Gemeinsam hatten wir einen großen Speiseraum. *So viel Elend in einem Raum*, waren meine ersten Gedanken. Ich hatte schnell das Gefühl: *Mann, hast du Glück! Den anderen geht es viel schlimmer*. Diese Erkenntnis half mir über meine eigene Erkrankung hinweg.

In der Klinik wurde versucht, es für alle so angenehm wie möglich zu machen. Ich lernte dort auch meine Freundinnen Linda und Heike kennen, beide waren mit ihren herzkranken Kindern in der Klinik. Ich hatte Spaß ohne Ende; so viel hatte ich die letzten Monate nicht mehr gelacht, es war wie Urlaub. Als der Abschied kam, haben wir geheult. Wir verabredeten uns für ein Treffen und das machen wir nun schon seit fünfzehn Jahren.

Zu Hause angekommen ging ich wieder zur Arbeit, nachdem ich neun Monaten raus war aus der Arbeitswelt. Der Einstieg verlief sehr gut, ich bekam volle Unterstützung von meinem Chef und den Kollegen. Ich hatte am Anfang das Gefühl, dass ich das nicht schaffen würde, und war ganz schön fertig. Ich wollte dazugehören und nicht mehr krank sein.
Dieses Gefühl dauerte viele Monate, bis mir klar wurde, dass auch meine Kollegen fertig waren und dass das nichts mit meiner Erkrankung zu tun hatte.
Mein Alltag stellte sich wieder ein. Zu Hause unterstützte mich eine Putzfrau, die mir bei der Hausarbeit half, denn ich wollte in meiner Freizeit nicht putzen, sondern schöne Dinge mit meiner Familie machen.

Der Tag der Nachsorgeuntersuchung kam immer näher, mir war schlecht und ich hatte Angst, dass wieder was Neues da sein könnte. Die Zeit, bis der Arzt mir sagte, dass alles okay war, dauerte gefühlte

Tausend Jahre. Ich hätte ihm um den Hals fallen können.

Am 20.06.2001 feierten wir meinen ersten Geburtstag. Ich fing an, mich über Brustkrebs zu informieren, denn ich war vorher nicht bereit gewesen, mich damit auseinanderzusetzen. Ich hatte das Gefühl: *Mensch, du hast aber Glück gehabt.*

Es folgte im Jahr 2002 meine zweite Kur, diesmal war es nicht so leicht meine Tochter mitzunehmen, denn sie wurde zwölf Jahre alt, was für die Krankenkassen bedeutet, sie konnte auch bei Papa bleiben, aber ich gab nicht auf und so konnte meine Tochter wieder mitfahren.

Diesmal wurden wir in Bad Oexen im Haupthaus, wo krebskranke Mütter mit ihren Kindern untergebracht wurden, einquartiert. Was für ein Unterschied! Ich wollte gleich wieder nach Hause. Die Atmosphäre war komisch.

Diesmal wurden mir von den Ärzten mehr Aktivitäten verordnet, denn die Ausdauer sollte erhört werden. Ich sollte jeden Morgen im Kur Park walken und im Anschluss Ergometer fahren. Zur Wassergymnastik war ich auch eingeteilt.

Ich hatte viel Spaß und merkte, dass der Sport mir gefehlt hatte. Nach drei Wochen war ich schon drei Kilometer am Stück gewalkt und nahm an Gesprächsgruppen teil (darüber später mehr).

Nach den drei Wochen stand für mich fest: *Das war meine letzte Kur.* Ich wollte das Elend nicht mehr sehen und hören. Ich bin ein positiv denkender Mensch und viele meiner Mitpatienten dachten nur negativ. Auch meine Tochter war durch unsere Offenheit zu meiner Brustkrebserkrankung gut informiert. Dass die Therapeuten sagten, sie hätte alles gut überstanden, mit ihren zwölf Jahren, kam nicht oft vor. Die meisten Eltern versuchen ihre Kinder komplett von einer Krebserkrankung fernzuhalten, damit sie nicht das Elend miterleben müssen. Für uns war klar, dass meine Erkrankung zu unserer gemeinsamen Geschichte gehört.

Ich beendete meine Kur mit dem Gedanken, dass ich etwas für mich, meinen körperlichen Zustand tun musste, denn da können die Ärzte nicht helfen, wenn die Einstellung zu passiv ist. Ich wollte aber nicht mehr krank werden.

Mit dem Sport ging es zu Hause weiter, denn ich hatte viel Spaß am Laufen bekommen. Ich joggte, sooft es ging, weil mir das mehr Spaß machte, als zu walken. Ich meldete mich zusätzlich im Zentrum für Sportmedizin an, denn ich wollte meine Kondition verbessern.

Beim Joggen wurden meine Zeiten und die Ausdauer immer besser, sodass mein Mann sagte: »Soll ich dich zum Halbmarathon anmelden?« Erst lachte ich darüber, aber mein Ehrgeiz wurde geweckt und ich lief 2003 tatsächlich meinen ersten Halbmarathon.

Durch meinen Sport wurde mein Gesamtzustand besser und ich war belastbarer als vor meiner Erkrankung.

Im September 2003 setzte der Frauenarzt meine Zoladex-Therapie ab. Meine Monatsblutung setzte sofort wieder ein. Mein Frauenarzt riet mir zur Entfernung der beiden Eierstöcke um das Risiko einer Neuerkrankung zu vermindern. Er erklärte mir, das das Bestandteil der heutigen Therapieform bei Brustkrebs wäre. Also suchte ich mir eine Tagesklinik und ließ mir die Eierstöcke entfernen. Die OP verlief ohne Probleme und somit konnte ich schon am nächsten Tag nach Hause, musste aber mich noch sechs Wochen ausruhen, bevor ich die Arbeit wieder aufnehmen konnte.

In den folgenden Jahren wurde mein Ehrgeiz geweckt, noch etwas anders zumachen. Ich beschloss einen Motorradführerschein zu machen, um mit meinem Mann gemeinsam Touren zu fahren. Auch in der Firma hatte ich eine neue Aufgabe bekommen: Ich sollte gemeinsam mit neuen Teams zwei Verpackungsanlagen in Betrieb nehmen, was eine große Herausforderung war. Ich hatte viel Spaß.

So vergingen die Monate und Jahre. Ich ging zu meinen Nachsorgeuntersuchungen – erst etwas beunruhigt, aber im Laufe der Jahre war ich immer sicherer, dass alles in Ordnung war. Ich fühlte mich gut versorgt bei meinem Onkologen. Ich machte mir überhaupt keine Gedanken mehr, dass da noch was kommen würde. Ich hatte den Krebs besiegt!

Aber es kam anders.

Es kam das Jahr 2010. In diesem Herbst sollte die letzte Nachsorgeuntersuchung nach zehn Jahren erfolgen – das dachte ich jedenfalls.
In diesem Jahr gab es bei uns große Veränderungen. Jessica und ihr Freund Marc wollten im Sommer nach Bremen ziehen, ich war sehr traurig über diesen Entschluss, aber ich wusste auch, dass es ihr größter Wunsch war, denn sie wollte in Bremen studieren. In der Firma gab es auch eine neue Herausforderung, die mir vollen Einsatz abverlangte. So konnte ich mich dadurch von den Veränderungen zu Hause ablenken und gab in dieser Zeit beruflich alles. Ich arbeitete ohne Pausen, denn ich hatte das Gefühl, ich wurde gebraucht.

Im April hatte ich große Schmerzen im Brustbein und eine kleine Beule. Ich machte mir aber keine Gedanken, denn mein Onkologe sagte immer, Krebs tut nicht weh. Und weil ich bei der Arbeit jetzt auch mal Paletten mit einem Gabelhubwagen schob, dachte ich, ich hätte es einfach etwas übertrieben mit dem Schieben.
Dann hatte ich auch nachts Schmerzen, wenn ich mich umdrehte.

Ich wollte mich also untersuchen lassen. Mein Arzt war allerdings im Urlaub und so ging ich zu seiner Vertretung. Der Doktor untersuchte mich und sagte, ich hätte einen Muskelfaserriss und sollte mich bei der Arbeit schonen, also keine körperliche Anstrengung mehr. Zusätzlich sollte ich noch eine Knochenszintigrafie machen lassen, was für mich total unverständlich war, wenn es doch nur ein Muskelfaserriss war. Als Letztes wurde mir noch Blut abgenommen.

Als mein Blutergebnis vorlag, telefonierte ich mit meinem Arzt und fragte nochmals nach, ob ich wirklich eine Knochenszintigrafie machen sollte. Als Antwort kam, das Blut sei in Ordnung, dann könnte ich die Szintigrafie weglassen.

Da ich mich bei der Arbeit nun schonte, ließen die Schmerzen nach, aber die Beule blieb und wurde langsam größer. Ich bekam es mit der Angst zu tun und ging schon im August zum Nachsorgetermin. Als der Arzt mich sah, bekam er große Augen und sagte, dass das eine Weichknochenmetastase sei. Ich dachte, ich höre nicht richtig, denn er sagte doch, Krebs täte nicht weh. Mir wurde schlecht.

Sofort ging es wieder los mit den Untersuchungen. Es konnte auch nicht schnell genug gehen. Es folgte ein CT, Knochenszintigrafie und mir wurde wieder Blut abgenommen.

Zu Hause angekommen erzählte ich meinem Mann, Jessica und Marc, was der Arzt gesagt hatte. Es herrschte Totenstille. Nach dem ersten Schreck war klar: *Aufgegeben wird nicht, das Leben geht weiter!*

Beim nächsten Termin sprach mein Arzt mit mir über die Behandlung. Ich sollte eine Antihormonbehandlung bekommen, und zwar auf Tablettenbasis. Zusätzlich alle drei Wochen eine Injektion zum Knochenaufbau. Die Beule sollte bestrahlt werden.

Ich bekam einen Termin in der Strahlenklinik.
Dort wurde ich untersucht und die Ärztin besorgte sich die alten Unterlagen von meiner ersten Bestrahlung. Nach der Auswertung der Unterlagen stand für die Ärztin fest, dass ich jetzt nicht bestrahlt werden könne, denn die Nebenwirkungen seien bei einer zweiten Bestrahlung zu hoch. Ich sollte erst mal die Antihormonbehandlung machen und abwarten.
Also ging ich nach Hause und nahm meine Tabletten.

Es kam der Auszug meiner Tochter und ich war ganz traurig und weinte sehr viel. Aber der Zustand meiner Beule wurde besser, denn sie verkleinerte sich. *Glück gehabt.*

Im Dezember sagte der Arzt, im März würden wir erneut eine Knochenszintigrafie und einen CT machen. Ich hatte die ganze Zeit kein gutes Gefühl, denn ich fühlte mich von meinem Onkologen allein gelassen.

Das ungute Gefühl wurde nicht besser, denn ich bemerkte, dass sich meine Beule veränderte. Auch die Bilder des CT zeigten im März, dass sich die Beule mehr gekapselt hatte.

Bei der Nachbesprechung bei meinem Arzt wurde festgelegt, dass jetzt endlich bestrahlt werden müsse. Er telefonierte mit der Strahlenärztin. Ich bekam gleich einen Termin, zu dem ich diesmal meinen Mann mitnahm. Es wurde beschlossen gleich am nächsten Tag eine Planungs-CT zu machen und in der Woche darauf sollte die Bestrahlung losgehen.

Endlich passierte etwas und ich fühlte mich besser. Obwohl ich vor der Bestrahlung Angst bekam, wegen der besagten Nebenwirkungen. Ich sollte vier Wochen einmal pro Tag Bestrahlung bekommen.

Ich ging zu meinem ersten Bestrahlungstermin, doch da hieß es gleich, dass der Termin abgesagt worden sei. Ich verstand die Welt nicht mehr. Meine Strahlenärztin war im Urlaub und ich musste zwei Stunden warten, bis mir der Vertretungsarzt sagte, sie hätten sich alles noch mal angesehen und beschlossen, nicht zu bestrahlen. Ich sollte mir einen neuen Termin holen, wenn die Ärztin wieder aus dem Urlaub kam.

Zu diesem Termin zwei Wochen später nahm ich meinen Mann mit, denn ich war fertig mit meinen Nerven wegen dieses Hin und Hers. Die Ärztin sagte uns, die Bestrahlung wäre zu riskant, wegen der Nebenwirkungen, und ob ich nicht mit der Beule leben könne. – Ich dachte nur: *Was heißt leben können? Ich will nicht sterben!* Aber wenn ich unbedingt bestrahlt werden wolle, würde sie mich morgens und abends bestrahlen und ich sollte noch eine leichte Chemo parallel dazu machen. Ich dachte, ich höre nicht richtig: Erst wollten sie nicht und jetzt auch noch Chemo!

Ich bin mit meinem Mann nach Hause gegangen. So nicht! Also blieb es jetzt dabei: keine Bestrahlung.

Ich machte weiter wie bisher und meine Beule wurde langsam immer größer; sie war sehr heiß, ich hätte Spiegeleier darauf braten können.

Nach dem Urlaub war die Beule so groß wie ein Hühnerei und ich zeigte sie meinem Arzt. »So, jetzt wird aber bestrahlt!«, war seine Antwort. Er rief wieder bei der Ärztin an und besorgte mir einen Termin.

Wieder warteten wir im Wartezimmer auf die Ärztin. Als sie uns dann aufrief und ich ihr die Beule zeigte, schaute die Ärztin komisch und wollte gleich Fotos machen. Ich sollte mir gleich noch Blut abnehmen lassen und sie bräuchte unbedingt noch einen neuen CT-Bericht – damit es nicht die Spitze des Eisberges sei. Was hatte sie da gesagt? *Die Spitze des Eisberges?* Sie wollte doch seit einem Jahr nicht bestrahlen. Aber ich war nicht in der Lage, etwas zu sagen. Ich ließ mir Blut abnehmen und wollte nur noch raus. Ich hatte Angst und wusste nicht mehr weiter.

Ich traf am nächsten Tag bei der Arbeit meine Kollegin Andrea, Sie hatte auch Brustkrebs. Ich erzählte ihr meine Geschichte und dass ich todunglücklich war. Sie erzählte mir, dass sie in einem Brustzentrum im Urbankrankenhaus in Berlin zur Behandlung sei und total zufrieden wäre. Ich sollte doch mal da anrufen und mir einen Termin holen.

Ich suchte mir im Anschluss an unserer Unterhaltung die Internetseite von dem Brustzentrum heraus und war schon begeistert von der Seite. Und nachdem ich mit der Angestellten von Brustzentrum telefoniert hatte, wusste ich, da war ich richtig. Ich habe der Frau am Telefon alles erzählt und mein ganzer Frust sprudelte aus mir heraus. Sie beruhigte mich und gab mir einen Termin in vier Tagen; ich sollte alle Unterlagen mitbringen.

Ein Glück, dass mein Mann alles gesammelt und in einem Ordner abgelegt hatte, somit waren die Unterlagen direkt komplett zur Hand.

In den vier Tagen bis zu meinem Termin ging es mir besser; ich hatte das Gefühl, dass endlich etwas passierte.

Als der Termin kam, war ich sehr aufgeregt, aber ich war nicht alleine, denn mein Mann war an mei-

ner Seite und wir gingen zusammen in das Brustzentrum.

Ich wurde aufgerufen. Nachdem wir der Ärztin gesagt hatten, was los war, sollte ich ihr die Beule
zeigen.

»Wow! Was ist denn das?«

Der Chefarzt wurde gerufen. Als er die Beule sah,
meinte er, das müsse sofort operiert werden. Er erklärte uns, dass er das nicht operieren könne, weil es
zu dicht am Brustbein läge, das müsste ein Thorax-
Chirurg machen und er kannte den besten für diese
OP. Die Ärztin fragte, ob schon eine Biopsie gemacht worden sei. Ich verneinte. Sie machte gleich
die Biopsie und wollte den Kontakt zum Thorax-
Chirurgen selbst herstellen.

Also gingen wir nach Hause und warteten auf den
Anruf der Ärztin.

Dann war es soweit. Wir fuhren gemeinsam in die
Klinik, um mich dem Chirurgen vorzustellen. Ich
hatte Angst, aber mein Mann war an meiner Seite.

Der Chirurg schaute sich die Bilder vom CT an und
taste die Beule ab. Er erklärte uns, dass bei der OP
auch ein Stück von meinem Brustbein entfernt werden müsse. Ich stieg gedanklich aus und hatte wieder eine Wattewolke um mich rum: *Was passiert
jetzt eigentlich mit mir? Warum immer ich?*

Nun ging es um den OP-Termin. Der Chirurg wollte
in einer Woche in den Urlaub und auch wir hatten in

drei Wochen mit unseren Freunden eine Woche Norderney gebucht. Also wurde die OP auf übermorgen festgelegt, damit ich die Möglichkeit hatte, die Woche Urlaub noch zu machen. Es wurden gleich die ersten Voruntersuchungen gemacht, damit ich dann pünktlich in der Klinik aufgenommen werden konnte. Das war schrecklich: Ich konnte nur nach Hause und meine Sachen packen und allen Bescheid sagen. Abends sind wir mit unseren Freunden noch essen gegangen, um ein bisschen Ablenkung vor dem morgigen Tag zu bekommen, aber Hunger hatte ich nicht.

Am nächsten Tag fuhren wir beide in die Klinik und bezogen mein Zimmer. Ich hatte Glück und bekam ein Einzelzimmer.

Der Tag zog sich ziemlich in die Länge. Es wurden noch einige Voruntersuchungen gemacht. Wir spielten *Skibbo*, damit die Zeit schneller verging.

Die OP sollte um acht Uhr beginnen. Ich wollte gar nicht in der Klinik bleiben, hatte Angst, aber mein Mann redete mir gut zu und ich nahm die *Notfalltropfen* von meiner Freundin Barbara. Ich wurde danach ruhiger und konnte auch einschlafen.

Am Morgen war ich ganz ruhig und es dauerte auch nicht lange, bis die Schwersten mich für die OP vorbereiteten. Ich wurde abgeholt und musste noch eine ganze Weile im Vorraum warten. Ich wurde erst in der Intensivstation wach und konnte mich nicht bewegen beziehungsweise wollte ich mich nicht bewegen – ich hatte Angst vor den Schmerzen.

Dieser Raum ist mir nicht in guter Erinnerung, denn wenn viele Patienten nach einer OP aufwachen, kann das sehr laut und anstrengend werden. Man hat in diesem Raum kein Zeitgefühl; ich lag da so in meinem Bett; Schmerzen hatte ich keine, aber ich bewegte mich ja auch nicht. Ich hörte nur immer ein Geräusch, das sich so anhörte wie Wasser, das in eine Regentonne tropft.

Gegen Abend kam mein Mann mich besuchen und ich hörte ihn leise sagen: »Oh Gott!« – Mann, wie muss ich ausgesehen haben. Ich wollte eine Cola, aber Stephan fragte erst die Schwester, ob das in Ordnung sei. Es war.

Er blieb nicht lange, denn ich schlief immer wieder ein.

Am nächsten Morgen kam der Chirurg zu mir und sagte, ich solle mal aufstehen. *Wie denn das?*, dachte ich, aber da hatten mich die Schwestern schon hingestellt. Jetzt sollte ich auch noch Husten – das tat im Brustkorb weh.

Der Arzt lachte und meinte: »Frau Dieneck, das wird schon. Erst mal inhalieren und dann werden sie in ihr Zimmer gebracht.«

Im Zimmer angekommen haben sich die Schwestern sehr liebevoll um mich gekümmert und zogen mir erst mal das OP-Hemd aus. Da war auch wieder das Geräusch der Regentonne. Ich stellte fest, dass zwei dicke Schläuche in meiner OP-Narbe steckten, wo das Wundwasser raus lief und in meine eigene *Regentonne* tropfte, einem Behälter mit einer Pumpe, mit der das Wundwasser leicht abgesaugt wurde. Er hatte auch noch einen Namen: *Bülau.*

Die ersten beiden Tage war ich sehr müde und schlief viel.

Bei der Visite sagte der Chirurg: »So, Frau Dieneck, nehmen sie sich ihren neuen Freund Bülau und ihren Mann und gehen sie draußen spazieren.« Ich konnte das überhaupt nicht glauben – ich durfte raus!

Nach der Visite schnappte ich mir *Mister Bülau* und schob stolz die ersten Runden im Gang der Station – war das ein Gefühl! Ich hatte auch keine Schmerzen somit konnte meine Schmerzpumpe entfernt werden.

Als mein Mann mich am Nachmittag besuchte, drehten wir die ersten Runden im Klinikpark.

An den nächsten beiden Tagen besuchten mich mein Mann, Jessica und Marc im Krankenhaus. Wir hatten viel Spaß und ich musste so viel lachen, dass ich schon das Zimmer verlassen musste und im Gang stand und laut lachte.

Mein Zustand wurde von Tag zu Tag besser. Dann besuchten mich meine Eltern. Ich holte sie mit *Mis-*

ter Bülau am Eingang ab und wir gingen gleich in den Park.

Die Zeit im Krankenhaus verging wie im Flug und ich konnte schon nach zehn Tagen wieder nach Hause, sollte aber in nur vier Tagen wiederkommen, damit mir die Fäden gezogen werden konnten – es war eine dreißig Zentimeter lange Narbe.
Ich war wieder zu Hause – endlich –, aber meine Beweglichkeit war durch die OP sehr eingeschränkt. Ich konnte mich zwar waschen oder duschen, aber mit den häuslichen Dingen kam ich noch nicht weiter. Mein Mann hatte alles so gut vorbereitet, sodass ich mich nur um das Kochen kümmern musste. Er stellte mir alles auf der Arbeitsfläche hin und ich musste nur zugreifen. Das war ein schreckliches Gefühl– ich konnte noch nicht mal Kartoffeln abgießen.
Aber ich gab nicht auf, denn mit jedem Tag konnte ich mehr erledigen. Mir wurden die Fäden gezogen und der Arzt war sehr zufrieden mit meinem Zustand. Ich massierte meine Narbe auch immer schön mit Rosenöl.

Es war soweit. Mein Mann packte unsere Sachen für unseren Urlaub auf Norderney und wir machten uns gemeinsam mit unseren Freunden Barbara und Wolfgang auf den Weg. Meine Freundin, gelernte Physiotherapeutin, wollte mit mir auf Norderney meine private Reha starten und nahm die halbe Praxis mit.

Die Woche Urlaub mit meiner eigenen Physiotherapeutin war absolut super. Sie machte mit mir leichte Dehnungsübungen, Narbenbehandlung mit Eis und Arnikasalbe und ich bekam *Bowen* (siehe *Begleitende Behandlung*) und mein Zustand wurde von Tag zu Tag besser. Wir machten jeden Tag einen ausdehnten Spaziergang am Strand und das tat der Seele gut.

Als ich dann wieder zu Hause war, meldete ich mich im Brustzentrum und bekam einen neuen Termin. Diesmal ging ich alleine hin, denn ich war mir sicher, es ginge jetzt um meine Bestrahlung, die ja noch ausstand.

Im Brustzentrum angekommen, wartete ich auf meine Ärztin. Als ich dran war, stellte sie mir die Chefärztin vor. Sie erzählten mir, dass das Ergebnis der Knochenauswertung da sei. Ich wurde unruhig. Der Knochen und die Muskeln seien nicht befallen, keine Metastase. Es war der gleiche Brustkrebs wie vor zehn Jahren, was bedeutete, ich hätte gute Heilungschancen, wenn ich nochmals eine Chemo und Bestrahlungstherapie durchlaufen würde.

In meinem Gehirn arbeitete es. Was hatte sie gesagt? Heilungschancen? Ich sagte: »Her mit dem Programm, denn ich möchte leben!« Ich sollte aber zwei Tage später noch mal kommen, denn meine

Therapie sollte noch in der Tumorkonferenz besprochen werden.

Zu Hause erzählte ich meinem Mann alles. Ich hatte gute Laune bei diesen Aussichten.

Wir gingen dann gemeinsam ins Brustzentrum und ich war recht aufgeregt: Was, wenn die in der Tumorkonferenz doch zu einem anderen Ergebnis kämen?

Die Ärztin zeigte mir den Therapieplan, in dem stand: *4x EC, 12x Taxol + Herceptin (1 Jahr lang alle drei Wochen) und Bestrahlung. Start in 5 Tagen mit der Chemo.*

Das bedeutete, ich bekam den Tag vor der Chemo noch einen Port eingesetzt, den ich eigentlich nicht wollte, aber die Ärztin erklärte mir, dass durch die vielen Einnahmen meine Venen so geschädigt würden, dass man bei dieser Therapie immer einen Port bekäme und zusätzlich müsse das Herz über eine Echokardiografie (Ultraschall) während der Behandlung überprüft werden.

Ich ließ mir noch von der Ärztin mein Mistelmedikament verschreiben, denn ich wollte die Nebenwirkung der Chemo so gering wie möglich halten.

Schließlich wurde der Port eingesetzt, und das auch noch auf der linken Seite, wo ich damals den Brustkrebs hatte, denn auf der rechten Seite hatte ich von der OP noch große Schmerzen. Wenn ich mich im Spiegel betrachtete, hatte ich das Gefühl, dass mein

Oberkörper aussah wie ein Schnittmuster. Aber egal, ich wollte ja leben, da nahm ich das gerne in Kauf.

Am nächsten Tag bekam ich meine erste *EC-Chemo*. Mir war ganz komisch, aber es war vertraut, denn das hatte ich ja schon mal. Aber damals musste ich drei Tage in die Klinik und jetzt wurde die gleiche Chemo ambulant gemacht.

Ich saß in einem Therapieraum mit den anderen Frauen zusammen. Es war eine komische Stimmung. Alle waren mit sich beschäftigt, es wurde nicht viel gesprochen, jeder blieb für sich. Kam ein Gespräch auf, ging es nur um die Nebenwirkungen der Chemo. Mir war das aber egal ich war mit einem dicken Buch und meinem iPod ausgerüstet, damit habe ich mir die Zeit sehr angenehm gemacht.

Als ich zu Hause war, ging ich zu Bett, ausgerüstet mit der Notfalltüte aus der Klinik – falls mir schlecht würde, hatte ich alles in der Tüte, was man nehmen sollte. Es dauerte auch nur vier Stunden und mir wurde so schlecht, dass ich mich übergeben musste. Das fing ja gut an. Ich nahm das Zäpfchen, legte mich schlafen und stand erst am nächsten Tag auf.

Mir war zwar noch etwas komisch, aber das legte sich im Laufe des Tages. Ich sollte mich mit leichter Kost ernähren, war der Tipp der Ärztin.

Zwei Tage später gab ich mir meine erste Mistel-spritze (dazu später mehr). Meine Freundin Barbara riet mir zu den Arnikakügelchen (dazu später mehr), davon sollte ich jetzt dreimal am Tag fünf nehmen; das half dem Körper bei der Genesung. Damit waren die Nebenwirkungen der Chemo gleich null und mir ging es prima. Ich wartete jetzt nur noch darauf, dass die Haare ausfielen.

Bei der *Nadir*-Bestimmung waren meine Blutergebisse in Ordnung. Als ich zu Hause war, stellte ich fest, dass mir nun die Haare ausgingen und ich rief Annette an, damit sie sie mir wieder abschnitt. Wir wollten es gleich am nächsten Tag erledigen.

Ich ging morgens noch meine Kollegen besuchen – das letzte Mal mit Haaren, für die nächsten Wochen. Es war ein schönes Gefühl in der Firma zu sein, denn ich vermisste meine Kollegen und meine Arbeit.

Am Abend kam dann Annette und rasierte mir die Haare ab. Diesmal war es anders, wir brauchten nicht zu heulen, denn wir wussten ja, dass die Haare wirklich wiederkamen, und machten sogar Vorher-Nachher-Fotos. Wir konnten sogar lachen. Aber es kam noch besser: An diesem Abend kamen noch zwei Freundinnen aus meiner Firma vor ihrer Nachtschicht vorbei und überreichten mir eine große Karte, wo alle meine Kollegen schöne Genesungssprüche drauf geschrieben hatten. Ich bekam ein schönes Buch und einen Weihnachtsmann mit einem dicken Geldsack überreicht. Sie hatten gesammelt und mit meinem Mann besprochen, dass er sich was Nettes überlegen sollte, wohin er mich ausführen konnte – wir wollten dann am 6.12., zu unserem dreißigsten Jahrestag, in das Zwei-Sterne-Restaurant *Reinstoff*. Ich war überwältigt und bedankte mich per E-Mail bei meinen Arbeitskollegen.

So ohne Haare im Winter ist das ganz schön kalt, also gingen wir shoppen und besorgten eine kleine Mützenauswahl. Ich brauchte sogar eine für die Nacht, denn es war ganz schön frisch am Kopf.

Ich vertrieb mir die Zeit bis zur nächsten Chemo mit Walking und viel Lesen, aber mir war auch klar, dass mir meine Arbeit fehlte und ich eine Aufgabe brauchte, sonst würde ich bekloppt, so alleine zu Hause.

Es kam die zweite Chemo, gleicher Ablauf: Zu Hause wurde mir pünktlich vier Stunden später schlecht und ich musste mich übergeben. Durch meine Mistelspritze und die Arnikakügelchen blieb ich ansonsten ohne Nebenwirkungen. Wir konnten zu den Kindern nach Bremen fahren und dort eine schöne Zeit verbringen.

Jetzt stand der dreißigste Jahrestag an. Wir beide zogen uns schön an und machten uns auf den Weg ins *Reinstoff*. Ich hatte ein komisches Gefühl, mit meiner Mütze in so einem Superladen zu sitzen, mein Mann beruhigte mich aber: »Du bist, wie du bist.«

Wir verlebten einen traumhaften Abend. Das Menu sollte die Sinne verzaubern, stand in der Karte – tatsächlich habe ich noch nie so etwas Sinnliches gegessen. Dass ich krebskrank war, konnte ich für einige Stunden vergessen.

Wir unternahmen viele schöne Dinge mit unseren Freunden, um die Zeit so schön wie möglich zu machen, und durch meine schönen Mützen und mein Make-up fühlte ich mich auch nicht als Kranke.

Chemo Nummer drei war an der Reihe, gleicher Ablauf; ich konnte schon die Uhr stellen, wann mir schlecht wurde.

Am nächsten Tag waren wir zusammen einkaufen und mein Mann hatte die tolle Idee, wir könnten doch mit unseren Freunden Barbara und Wolfgang essen gehen. Ich bestellte mir einen Zwiebelrostbraten mit Pommes und ein Spezi dazu. Aber die Strafe folgte am nächsten Tag: Ich war morgens einkaufen und mir wurde schlecht; ich schaffte es gerade noch nach Hause und musste mich gleich übergeben. Der Tag war gelaufen und ich blieb im Bett. Was hatte die Ärztin gesagt? Schonkost nicht Zwiebelrostbraten. Es war aber lecker!

Ich wurde in die Firma zum Weihnachtsfrühstück eingeladen und freute mich schon, aber es kostet mich ganz schön Überwindung, da mit meiner Mütze hinzugehen. Beim Pförtner holte ich nochmals tief Luft und ging rein. Es war schön, ich fühlte mich gut und hatte viel Spaß.

Es war jetzt schon kurz vor Weihnachten und meine Eltern und die Kinder kamen über die Feiertage zu Besuch. Es war richtig Trubel bei uns zu Hause, dadurch hatte ich endlich eine Aufgabe. Ich fühlte mich prima und nicht krank.

Wir verbrachten tolle Tage. Ich konnte sogar meine Schmerztabletten absetzten, die ich seit der OP täglich nahm. Aber die Zeit verging wie im Flug und die Abreise stand bevor.

Als die Kinder sich auf die Heimreise machten, war ich todunglücklich, denn auch mein Mann ging wieder zu Arbeit. Meine Laune war auf dem Tiefpunkt ich wollte nicht mehr lesen oder stricken. Ich fühlte mich einsam und hatte für mich den Endschluss getroffen, genauso gut arbeiten gehen zu können. Ich hatte ja auch nichts.

Meine letzte EC-Chemo war an der Reihe; gleicher Ablauf. Aber diesmal lernte ich eine sehr nette ältere Frau kennen, Claudia, die ihre Therapie gerade begann.

Ich erzählte meinem Mann von meinem Endschluss wieder zu arbeiten, aber er fand das nicht gut. Ich sollte doch erst mal meine Therapie beenden. Meine Tochter sagte: »Schreib doch ein Kochbuch, dann hast du was zu tun.«

Meine Freundin holte mich zum Walken ab und erzählte mir, ich sollte doch meine Erfahrungen mit dem Krebs teilen, Workshops durchführen und anderen helfen. Ich überlegte die ganze Zeit beim Walken, was ich aus ihrer Idee machen könnte, denn sie hatte recht. Ich machte beruflich auch gerne Workshops, also warum nicht aus meiner Krankheit etwas Positives machen? Gemeinsam entwickelten wir Ideen, was für Themen denn wichtig wären. Ich hatte durch die Arbeit ja Erfahrungen mit Veränderungsprozessen, und eine Erkrankung – ob Krebs oder etwas anderes – ist ein Veränderungsprozess.

Zu Hause erzählte ich meinem Mann von der Idee und war schon Feuer und Flamme. Aber gleich einen Workshop zu starten, fand ich nicht optimal, sondern ich wollte meine Erfahrung erst mal schriftlich festhalten, denn beruflich bereitete ich mich ja auch immer vor.

Mein Mann besorgte mir ein wunderschönes Heft zum Schreiben. Ich setzte mich gleich an den Tisch und überlegte, wie ich anfangen sollte. Ich erstellte erstmal ein Fischgrätendiagramm, in dem ich die Themen notierte, die für mich wichtig waren. Das Diagramm füllte sich schnell. Im Anschluss entwickelte ich ein Konzept, das ich zum Ratgeber aufbauen wollte.

Ich und mein Brustkrebs „ Du schaffst mich nicht"

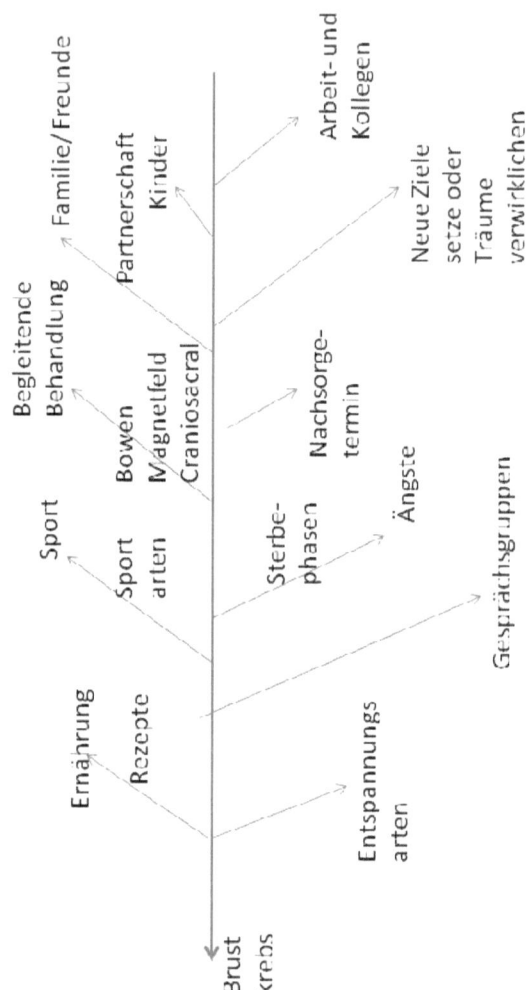

Brust
krebs

Ernährung
Rezepte

Entspannungs
arten

Sport
Sport
arten

Begleitende
Behandlung
Bowen
Magnetfeld
Craniosacral

Sterbe-
phasen

Ängste

Gesprächsgruppen

Familie/Freunde

Partnerschaft
Kinder

Nachsorge-
termin

Arbeit- und
Kollegen

Neue Ziele
setze oder
Träume
verwirklichen

Ich fing an aufzuschreiben, wie ich mein Leben mit der Krebserkrankung erlebt hatte. Im zweiten Teil des Ratgebers wollte ich dann auf die Themensammlung eingehen, denn ich wollte durch mein Buch anderen Betroffenen helfen.

Ich merke schnell, dass es mir Spaß machte, meine Erfahrungen aufzuschreiben. Ich hatte mein Projekt gefunden und auf einmal auch keine Langeweile mehr. Ich bekam auch wieder Lust zum Lesen oder Stricken. Auch war mir mein Sport wieder wichtig, denn ich wollte am 12.05.2012 am Frauenlauf *10 Kilometer Nordic Walking* teilnehmen – mit meiner Tochter und Freundinnen. Ich konnte auch wieder besser schlafen. Ich glaube heute, es war die beste Entscheidung, mit diesem Buch zu beginnen.

Ende Januar fing die nächste Chemo, diesmal mit *Taxol* an. Das bedeutete, jeden Mittwoch zur Chemo zu müssen – und das zwölf Wochen lang. Vor dem *Taxol* hatte ich Angst, denn ich hatte schon miterlebt, wie Patienten darauf reagieren konnten. Meine Freundin Andrea hatte noch vor dem Termin eine *Craniosacraltherapie* (dazu später mehr) bei mir gemacht. Ich nahm dann noch meine Notfalltropfen und wurde ruhiger.

Es bildete sich durch immer neue Patienten eine Gruppe mit Frauen und einem Mann (ich hatte nicht gewusst, dass auch Männer Brustkrebs bekommen können) und es war eine schöne Atmosphäre. Wir unterhielten uns von der ersten Minute an.

Mir bekam das *Taxol* gut und ich hatte keine Nebenwirkung, aber ich war total müde und musste erst mal zwei Stunden schlafen, danach war ich aber fit.

Ich hatte mit meinen Eltern ausgemacht, sie ein paar Tage an der Nordsee zu besuchen, wenn es mir gut gehen würde. Es waren sehr schöne Tage und mir ging es dabei prima. Ich hatte nur immer Hunger, was sich auch auf der Waage zeigte. Ich musste mich ganz schön zügeln, um nicht ständig zu essen.

Wieder zu Hause, bekam ich schon die zweite *Taxol*. Es war wieder sehr lustig und wir quatschten die ganze Zeit über alle Themen der Welt. Nach zwei Stunden Schlaf war bei mir auch alles wieder gut.

Ich besorgte mir schon sehr frühzeitig einen Termin in einer anderen Strahlenklinik, stellte mich beim Strahlenarzt vor und sagte ihm, dass ich schon Urlaub auf Kreta gebucht hätte. Ich war etwas aufgeregt, was der Arzt wegen des Urlaubs sagen würde, aber er meinte, dass wir das schon hinbekämen. Er erklärte mir, dass ich die Bestrahlung in zwei Sitzungen pro Tag fünf Wochen lang bekommen würde, damit ich so wenig Nebenwirkungen wie möglich hätte. Mit einem guten Gefühl ging ich nach Hause, denn ich hatte ganz schön gepokert mit Kreta.

Es folgte die dritte *Taxol*-Einnahme.

Wir hatten wieder viel Spaß in unserer Gruppe. Jeder erzählte, wie er von seiner Krebserkrankung erfahren und was er für Nebenwirkung hatte. Als ich mit meiner Geschichte dran war, waren alle sehr geschockt, weil es schon das zweite Mal war.

Wir waren alle sehr verschieden in der Gruppe und ich merkte, dass die meisten Angst vor ihrer Zukunft hatten. Doch durch unsere Gespräche, in denen auch über Ängste und Ziele gesprochen wurde, ging es einigen besser. Es fehlte diesmal eine Patientin bei der Chemo und wir machten uns alle Sorgen um sie.

Diesmal bekam ich es mit Wassereinlagerungen in den Händen und Füßen zu tun. Ich wählte die Notfallnummer des Brustzentrums und wurde beruhigt; man sagte mir, ich sollte es mit Brennnesseltee probieren. So kam ich mit den Wassereinlagerungen bis zur nächsten *Taxol* zurecht.

Die vierte *Taxol* stand an.

Wir waren wieder komplett, unsere Grundschullehrerin war wieder da. Sie hatte Probleme mit dem Herzen gehabt.

Wir unterhielten uns prima. Dadurch, dass wir alle einen unterschiedlichen Therapieplan hatten, kamen immer neue Patienten dazu, die wir versuchten mit in unsere Gespräche miteinzubeziehen. Der eine

Mann war wie der Hahn im Korb; wir haben viel gelacht.

Wir hatten alle unterschiedliche Nebenwirkungen, die immer gleich berichtet wurden, was den Neuen in unserer lustigen Truppe half, wenn es bei ihnen dann zu Hause losging. Man bekam zum Beispiel Nasenbluten, was aber nicht bei den Nebenwirkungen stand. Das erzählten wir unseren Neuzugängen und beim nächsten Mal hieß es dann: »Ein Glück, dass ihr mir das erzählt habt, sonst hätte ich Angst bekommen. Aber so war ich vorbereitet.«

So, die vierte Chemo hatte ich hinter mir und mein Geburtstag stand vor der Tür. Wir fuhren mit unseren Freunden an die Ostsee, ins *Dorint* nach Wüstrow, und verbrachten dort tolle Tage. Ich ging sogar in die Sauna. Es war ein komisches Gefühl, denn ich hatte noch meine Mütze auf. Aber es dauerte nicht lange, dann nahm ich sie ab, denn das sah noch blöder aus: nackig mit Mütze. Ich fühlte mich ohne Mütze auch nicht anders und die Blicke der anderen waren mir egal. Ich bemerkte nur, dass ein älterer Mann mich etwas irritiert ansah. Bei den anderen Gästen war ich nichts Besonderes.

Ich bekam die fünfte *Taxol*.
Es war wieder sehr schön. Wir feierten den Geburtstag unserer Mitpatientin nach, sie hatte einen Kuchen mitgebracht.

Es folgten die sechste, siebte und achte *Taxol*.

Jeder aus der Gruppe freute sich immer schon auf den Mittwoch – obwohl … kann man sich freuen, wenn man zur Chemo geht? Ja, man kann, denn die Zeit war immer sehr lustig und Spaß ist ja nicht verboten.

Am nächsten Tag fuhr ich mit dem Bus nach Bremen, um die Kinder zu besuchen. Es war super, denn Marc hatte Urlaub, sodass wir uns schöne Tage machen konnten. Ich bin mit Marc sogar Motorrad gefahren, das erste Mal seit der OP, es war ein tolles Gefühl.

Wieder zu Hause war die neunte *Taxol* dran.

Die Zeit verging rasend schnell. Ich hatte wieder einen Termin in der Strahlenklinik, denn jetzt sollte die Terminschiene festgelegt werden. Der Arzt erklärte mir, dass ich normalerweise erst zwei Wochen nach der Chemo mit der Strahlentherapie starten würde, aber wegen meines Urlaubes ginge es gleich weiter.

Ich bekam den Termin zum Planungs-CT und wir legten gemeinsam die Uhrzeit für die Bestrahlung fest: fünf Wochen lang von Montag bis Freitag jeweils um 8:10 Uhr und um 16:10 Uhr würde ich bestrahlt.

Es folgte die zehnte *Taxol*.

Meine Nebenwirkungen waren sehr gering. Es gab Stunden, da tat mit der Kiefer weh oder die Knochen, aber es war mit einer Schmerztablette schnell wieder in Ordnung.

Am Freitag besuchte uns zu Hause der Schornsteinfeger (ein Kunde meines Mannes) und ich scherzte noch: »Na, wenn das kein Glück bringt.« So war es dann auch, denn mein Mann fand im Internet bei seinem Großhändler ein Stellenangebot, das für ihn sehr interessant klang. Er erzählte mir von der Stelle und dass er gerne doch anfangen wollte. Er hatte nämlich vor, seine Selbstständigkeit aufzugeben, um wirtschaftlich abgesichert zu sein, falls sich bei mir nochmals was ergeben sollte. Er wollte mehr Zeit mit mir verbringen.

Es war ein spannendes Wochenende, denn nach dreißig Jahren eine Bewerbung zu schreiben, war schon was.. Unsere Freundin Pauline half uns dabei. Er schicke seine Bewerbung zwei Tage später ab und bekam prompt ein Vorstellungsgespräch angeboten. Wir waren sehr aufgeregt.

Ich dachte über unsere Zukunft nach: *Was, wenn ich wieder Krebs bekomme?* Vor lauter Aufregung bekam ich Schmerzen in meiner Narbe und wurde unsicher. Ich merkte auch, dass es meinem Mann nicht gut ging – er hatte auch Angst.

Bei der elften *Taxol* fragte ich die Ärztin, ob sie nach der Chemo nicht mal einen Ultraschall machen könnte.

Wir feierten den Abschied zweier Patienten mit Kuchen und es wurde schon von einem gemeinsamen Treffen nach den Therapien gesprochen.

Die Ärztin machte also im Anschluss einen Ultraschall bei mir und meinte, dass die Schmerzen von der sich auflösenden Naht kämen, also nichts Schlimmes. Mir ging es danach viel besser. Die Angst war weg.

Am Gründonnerstag hatte ich das Planungs-CT für die Bestrahlung.

Ostern stand an und wir fuhren an die Nordsee, um meine Eltern und die Kinder zu treffen. Wir erzählten die Neuigkeiten von meinem Mann und alle wünschten ihm Glück.

Wieder zu Hause, stand nur noch meine letzte *Taxol* aus. Ich hatte beschlossen einen Kuchen zu backen, um mit den anderen Patienten Abschied zu feiern. Mein Mann hatte an diesem Mittwoch sein Vorstellungsgespräch. – Was für ein Tag: die letzte Chemo bei mir und er hatte ein Vorstellungsgespräch; wo war die Zeit geblieben.

Ich hatte es geschafft! Hurra! Ich war fast fertig, nur noch Bestrahlung! Ich schmierte mir ab jetzt die Haut mit Ringelblumensalbe ein. Ich freute mich, denn während dieser Bestrahlung durfte ich duschen. Es ist schon erstaunlich, wie sich eine Therapie entwickelt.

Stephan bekam die Stelle auf Anhieb. Jetzt begann für uns ein neuer Zeitabschnitt. Sein Einstellungstermin war der 01.06.2012, das bedeutete, dass er für die Auflösung seiner Firma genau fünf Wochen Zeit hatte. Sportlich, aber zu schaffen.

Es gab aber auch einen Haken: Das mit unserem Kreta-Urlaub klappte nicht. Den mussten wir leider verschieben. Ich stornierte die Flüge und unseren Freunden auf Kreta teilten wir mit, dass wir unseren Besuch um ein Jahr verschieben würden.

Aber ausruhen war nicht drin, denn ich startete ja jetzt mit der Bestrahlung. Das bedeutete, morgens und nachmittags in die Klinik zu müssen.

Ich war ganz schön aufgeregt vor der Bestrahlung. Es war aber viel besser als bei der ersten im Jahr 2000; die Technik hatte sich gewaltig entwickelt und es war alles viel freundlicher ausgestattet als damals. Man brachte nun auch sein eigenes Handtuch mit, auf das man sich drauflegte.

Die Bestrahlungsdauer war unterschiedlich, denn es wurden immer wieder Kontrollaufnahmen gemacht, und erst wenn alles genau geprüft war, wurde man bestrahlt. *Intensitätsmodulierte Radiotherapie* nennt man diese Bestrahlungsart. Es handelt sich um einen Protonenbeschleuniger. Meine Haut sah leicht gerötet aus, wie ein leichter Sonnenbrand, und meine Narbe spannte ein wenig, aber ich schmierte mir gleich zu Hause die Ringelblumensalbe auf die bestrahlten Stellen und es wurde besser.

Der erste Tag verging sehr schnell. Ich merkte abends, dass ich richtig müde war, und ging früh zu Bett.

Die erste Woche war schnell rum, also *nur noch* vierzig Bestrahlungen.

Neben der Bestrahlung stand der Frauenlauf *10 Kilometer Nordic Walking* an, an dem ich unbedingt mit meiner Tochter Jessica, Schwester Annette und meinen Freundinnen Claudia und Beate teilnehmen wollte. Also ging ich zwischen den Bestrahlungen in die Rehberge und übte die zehn Kilometer – ich brauchte anfangs hundert Minuten für die Strecke. Beim Lauf waren es dann nur noch achtundachtzig Minuten – das Training zahlte sich aus.

Das andere Thema war die Wiedereingliederung in der Firma, denn da wir den Urlaub storniert hatten, konnte ich wieder arbeiten gehen – eine Kur kam für mich nicht infrage. Mein Wunschtermin war der 11.06.2012. So müsste ich noch einige Termine in der Firma und bei den Ärzten organisieren, damit alles reibungslos klappte.

Meine Ärzte rieten mir zum *Hamburger Modell*. Ich sollte nach der langen Therapie langsam starten. Wir vereinbarten, dass ich mit vier Stunden starten und dann auf sechs Stunden erhöhen würde, für zwölf Wochen *Hamburger Modell*.

Erst fand ich es komisch, aber es sollte helfen, mit dem Arbeitsleben wieder klarzukommen.

Mein Mann war dabei, seine Firma runterzufahren und die Zeit der Bestrahlung verging wie im Flug. Ich freue mich schon auf die Zeit nach den Therapien, auf unsere gemeinsame Zeit, die durch seine Selbstständigkeit sehr kostbar geworden war.

Im Krankenhaus bekam ich weiterhin alle drei Wochen *Herceptin*. Dadurch traf ich einige Frauen aus der Chemo-Gruppe. Wir beschlossen, uns zum Grillen zu verabreden, wenn alle fertig wären, denn wir waren ein sehr lustiger Haufen und wollten uns wiedersehen.

Es kam der Tag der letzten Bestrahlung. Nach fünf Wochen hatte ich es geschafft – endlich!
Ich hatte wenige Nebenwirkungen von der Bestrahlung, dank der intensiven Pflege mit Ringelblumen- und Arnikamill-Salbe. Aber *raus aus der Sonne* war jetzt Devise. Ich kaufte mir Oberteile mit UV-Schutz.

Es folgte die letzte Therapiebehandlung. Nach der Bestrahlung gab es nur noch die Behandlung mit *Tamoxifen* – fünf Jahre lang täglich eine Tablette. *Tamoxifen* ist ein Arzneimittel zur Behandlung von Brustkrebs, die Wirkung der körpereigenen weiblichen Sexualhormone soll beeinflusst werden. Diese kleine Tablette hat viele Nebenwirkungen.
Das war wieder ein neuer Zustand für den Körper, ich merkte es gleich an meinem Schlaf: Ich sollte

die Tablette abends nehmen und konnte nicht schlafen. Ich war total müde, aber kam nicht in den gewünschten Tiefschlaf. Ich stellte die Einnahme auf den Morgen um und es wurde besser mit dem Schlafen. Ich bekam nachts Wadenkrämpfe. Ich merkte auch, dass ich im linken Oberschenkel Schmerzen bekam, es war wie ein Nervenzucken. Ich nahm Vitamin B12 ein.

Für meinen Mann wurde es Ernst. Der erste Arbeitstag kam und wir waren beide aufgeregt. Ich glaube, bei mir war es sogar schlimmer als bei ihm. Als er nach Hause kam, machte er einen guten und glücklichen Eindruck. Er hat seinen Schritt nie bereut.

Sechs Tage später hatte auch ich endlich wieder meinen ersten Arbeitstag. Es war sehr komisch: Ich hatte mich so auf diesen Tag gefreut, aber ich hatte auch Angst, wie es laufen würde. In meiner Abwesenheit hatte es viele Veränderungen gegeben und ich musste immer mal nachfragen, ob man noch genauso noch verfuhr, wie ich es kannte, oder ob es was Neues gab. Aber die Kollegen waren toll, es gab einen wirklich herzlichen Empfang.
Mit der Arbeit klappt es gut und ich merkte, dass das für mich die beste Therapie war: unter Leuten zu sein und eine Aufgabe zu haben. Der Einstieg über das *Hamburger Modell* war für mich der richtige Wiedereinstieg in die Arbeitswelt. Das Einzige,

was mich daran störte, waren Sätze wie: »Du bist noch krankgeschrieben«, oder: »Du musst aufpassen.« In den ersten Tagen konnte ich damit gut umgehen, aber mit der Zeit konnte ich es nicht mehr hören, denn ich wollte doch dazugehören und nicht als *krank* abgestempelt werden. Ich wusste aber, dass es alle nur gut meinten.

Ich hatte wieder einen Termin im Krankenhaus zum Herz-Echo und zum *Herceptin*. Ich traf mich mit meiner Chemo-Freundin Claudia im Therapieraum zu unserer gemeinsamen *Herceptin*-Einnahme. Im Anschluss sind wir dann zu unserem Termin beim Kardiologen gegangen, für das Herz-Echo. Bei Claudia war alles in Ordnung, aber bei mir gab es Anzeichnen, das nicht alles okay war. Ich wurde gefragt, ob ich Atemnot hätte oder Probleme mit dem Herzen, was ich verneinte, denn es ging mir gut. Sie schickten das Ergebnis zur meiner Onkologin.
Die erzählte mir, dass alle Ärzte in der nächsten Tumorkonferenz darüber diskutieren würden, was jetzt das Richtige für mich wäre, denn das Herzvolumen hatte sich um zwanzig Prozent verschlechtert. Das bedeutete, dass mein Herz viel langsamer schlug.
Ich bekam eine Überweisung zum Kardiologen und die Einnahme von *Herceptin* wurde eingestellt. Ich holte mir einen Termin, war aber ganz schön verwundert, denn gemerkt hatte ich nichts. Beim Kar-

diologen wurde erneut ein Herz-Echo durchgeführt und das Ergebnis bestätigt.

Jetzt musste ich erst mal Herztabletten nehmen, damit das Herz sich erholen konnte. Es wurde auch gleich ein Termin zum Stress-Echo vereinbart, um zu sehen, wie sich das Herz bei Stress verhielt. Bei diesem Stress-Echo dachte ich, ich müsse sterben, denn jetzt merkte ich selber, dass etwas nicht in Ordnung war. Es hieß: ab sofort keine Anstrengungen mehr, also auch kein Jogging, was ich mir eigentlich vorgenommen hatte. Mir war aber auch klar, dass mein Herz sich nicht erholen würde, wenn ich mich nicht an die Anweisung hielt.

Der nächste Termin war in drei Monaten.

Es kam die Nachsorge-Kontrolle beim Thorax-Chirurgen. Ich hatte Angst vor dieser Untersuchung – bloß nicht wieder was Neues. Mein Mann begleitete mich, damit ich nicht durchdrehte. – Es war alles bestens, Gott sei Dank. Der nächste Termin war in einem Jahr.

Dann war das erste Treffen von unserer Chemo-Gruppe. Jeder brachte was zum Grillen mit und es wurde toll, denn die meisten waren jetzt mit ihrer Therapie durch und ein Großteil hatte auch schon wieder Haare – kurz, aber vorhanden. Erstaunlich in unserer Gruppe war, dass sehr offen über alles ge-sprochen wurde: über Ängste, Sorgen, Nebenwirkung und Beeinträchtigungen durch die Chemo. Es freute sich jeder über jeden und wir vereinbarten einen neuen Termin.

Mit der Arbeit lief es immer besser. Mein Aufgabengebiet hatte sich etwas geändert, denn meine Chefs zogen mich aus dem Alltagsgeschäft raus und gaben mir andere Aufgaben, zum Beispiel Schulungen und die Überwachung der Arbeitssicherheit; dadurch konnte ich meinen Arbeitstag ganz anders gestalten. Ich hatte viel Spaß und das Gefühl, gebraucht zu werden. Es tat mir zwar leid, dass ich meine Teams nicht mehr betreuen konnte, aber ich merkte, dass es mir gut bekam.

Durch das *Hamburger Modell* stand ich in engem Kontakt zu unserer Werksärztin. Sie betreuten mich in der Einstiegszeit. Wir verstanden uns prima und sie erzählte mir von ihrer Initiative *Dem Brustkrebs keine Chance*. Sie hatte im April einen Termin in unserer Firma gehabt und wollte diesen jetzt, im Oktober, in der Produktion erneut durchführen. Sie fragte mich, ob ich mir vorstellen könnte, einen kleinen Vortrag zu halten. Ich musste nicht lange überlegen und stimmte zu. Sie erzählte mir, dass es ein Interview mit mir geben sollte und dass ein Videotrailer davon gemacht würde, für die Einladung der Mitarbeiter. Ich war ganz aufgeregt, aber ich wollte auch ein Zeichen setzen, dass es nach dem Brustkrebs weiterging.

Es klappte immer besser. Ich schaffte es sogar, mit meiner Arbeitszeit nicht zu übertreiben und pünktlich nach Hause zu gehen. Das war vor meiner zweiten Erkrankung nicht immer der Fall gewesen, denn zu Hause war keiner: Meine Tochter war nicht mehr da und mein Mann kam durch seine Selbstständigkeit immer sehr spät. Durch die Veränderung meines Mannes konnte er nun auch pünktlich zu Hause sein und wir genossen unsere gemeinsame Zeit. Wir gingen oft spazieren oder waren im Biergarten – so was war vorher undenkbar. Wir genossen unsere neue Lebensqualität.

Mit meinen Aufzeichnungen für das Buch kam ich jedoch ins Stocken. Ich wollte nicht immer über meine Erkrankung schreiben. Meine Heilpraktikerin bestätigte mir, dass eine Pause jetzt ganz gut wäre.

Der Termin *Dem Brustkrebs keine Chance* stand an. Ich war so aufgeregt, dass ich vorher kaum schlafen konnte. Ich war als Schlussrednerin dran. Es lief super und ich konnte durch meine ehrliche Art und meine Offenheit einen guten Beitrag leisten. Diese Veranstaltung wurde in der nächsten Woche wiederholt und es kamen noch mehr Mitarbeiter; es war ein Erfolg und mir ging es großartig.

Die nächsten Wochen verliefen gut. Ich lernte immer besser, mich nicht unter Druck zu setzen, was nicht ganz leicht war. Ich wollte so viel machen, mich beim Nordic Walking verbessern, gute Arbeit abliefern und zu Hause sollte alles prima sein.

Durch die Gespräche mit meiner Heilpraktikerin und meiner Freundin Barbara konnte ich über meine Ängste und Wünsche sprechen. Sie gaben mir die Kraft und das Verständnis dafür, dass man nicht zu viel auf einmal machen darf.

Die Angst, dass der Krebs zurückkam, war immer da; stand ein Untersuchungstermin an, hatte ich auf einmal Schmerzen, konnte nicht schlafen und hatte schlechte Laune. Ich sprach oft mit meinem Mann über meine Ängste und danach ging es mir besser. Ich ging auch in der Firma offen mit meinen Ängsten um, damit mich meine Kollegen besser verstehen konnten.

Mein Herz erholte sich nur langsam, aber das war immer noch besser als gar nicht.

Weihnachten kam dann der absolute Einbruch: Ich bekam am Heiligen Abend ein entzündetes Auge, das am ersten Weihnachtstag so schlimm war, dass ich ins Krankenhaus ging. Es stellte sich raus, dass ich eine Gürtelrose über dem Auge hatte und sie mich gleich stationär aufnehmen wollten, denn durch die Gürtelrose würde ich starke Schmerzen bekommen, die man gleich mit einer Schmerztherapie behandeln müsse. Ich wollte aber nicht im Krankenhaus bleiben und sagte der Ärztin, ich würde zu

Hause die Schmerztabletten nehmen und, wenn es nicht besser würde, wiederkommen.

Es dauerte drei Wochen – was für ein Mist. Aber nicht aufgeben!

Mein Termin beim Kardiologen stand an und er verlief sehr gut, denn mein Herz hatte sich weitererholt und ich durfte anfangen, die Tabletten abzusetzen. Endlich ging es bergauf.

Die nächsten Wochen vergingen schnell. Durch meinen Resturlaub verbrachte ich eine Woche bei den Kindern und eine Woche bei meinen Eltern. Ich hatte eine schöne Zeit.

Es war Anfang Mai und es stand der Frauenlauf *10 Kilometer Nordic Walking* an. Ich hatte ja trainiert. Ich konnte mich erneut verbessern und stellte meine neue Bestzeit auf.

Mitte Mai war dann der geplante Kreta-Urlaub dran. Diesmal wollten wir mit dem Motorrad nach Kreta fahren. Wir erfüllten uns einen Herzenswunsch: In vier Wochen nach Kreta und zurück. Es war wunderschön und ich fand die Energie, um dieses Buch zu Ende zu schreiben.

Ich nahm mir meine Aufzeichnungen, las noch mal alles durch und dann ging es los mit dem Schreiben. Ich hoffe, durch mein Buch anderen aus dem Tal herauszuhelfen, in das einen die Diagnose *Krebs* stürzt, denn jeder muss aktiv mitarbeiten, seine Krankheit durchzustehen.

Aber ein Buch fertigzustellen ist noch eine andere Sache. Ich wusste, ich bräuchte einen Lektor. Ich habe viel Lehrgeld gezahlt, aber ich habe eins gelernt: *Aufgeben kommt für mich nicht infrage!*

Outfit

Haare ab, wie schrecklich!
Mit dem Tag, an dem die Haare ausfallen, beginnt
eine Zeit, in der man sich nicht wiedererkennt. Man
schaut in den Spiegel und jemand Fremdes blickt
einen an. Damit muss man erst mal fertig werden.

Perücke oder Mütze?

Vor dieser Entscheidung steht man erstmal ganz
alleine. Ich entschied mich für die Mütze. Es ist ein
ganz großer Schritt, mit dieser Situation klarzukommen. Ich fühlte mich fremd und hässlich oder
todkrank, daran muss man sich gewöhnen, es geht
nicht anders. Der Schritt vor die Tür zugehen oder
Freunde zu besuchen, kostet am Anfang besonders
große Überwindung, denn jeder erkennt, dass man
krank ist.
Ich versuchte, meine Freizeit so angenehm wie
möglich zu gestalten, und vergaß darüber meine
Haare. Man denkt immer, die anderen gucken die
ganze Zeit, aber das stimmt nicht, denn viele haben
im eigenen Bekanntenkreis Menschen, die an Krebs
erkrankt sind, und respektieren das. Anders ist das
mit den alten Leuten, besonders ältere Männer – die
starren einen an, als käme man vom Mars. Dieses
Erlebnis hatte ich in einem Hotel an der Ostsee, als
ich morgens mit meiner wunderschönen Mütze zum
Frühstück ging. Da glotzte ein älterer Herr mich die

ganze Zeit nur an. Ich fühlte mich nicht wohl dabei, aber noch schlimmer war, dass ich mich über dieses Verhalten ärgerte. Als ich ihm dann die Zunge rausstreckte, guckte er konsterniert weg.

Was zieht man an?

Das war für mich ganz einfach: Ich zog mich besonders gut an, damit ich ein gutes Gefühl hatte. Ich sagte dem Krebs mit allen Mittel den Kampf an. Ich wollte leben und nicht kleinbeigeben. Genauso schminkte ich mich, wenn ich das Haus verließ.

Mir ist bei der Chemotherapie aufgefallen, dass alle Patienten aussahen wie graue Mäuse. Ein bisschen Farbe tut aber gut. Besonders, wenn man Angst hat. – Bei meinen Nachsorgeuntersuchungen bin ich immer schon vorher vor Angst fast gestorben. Bei diesen Terminen zog ich am liebsten mein rotes Kleid mit den roten Schuhen an, dann fühlte ich mich stark.

Fazit:

Trauen Sie sich raus und verstecken sie sich nicht zu Hause. Das ist wichtig, denn das Leben geht weiter, auch wenn man nicht ganz so aktiv sein kann. Sie werden sehen: Wenn die Haare anfangen zu wachsen, wird es wieder leichter. Auch wenn man denkt, die Haare kommen nicht zurück – das stimmt nicht: Meine Haare sind jedes Mal schöner geworden.

Begleitende Behandlung

Bei meiner ersten Erkrankung habe ich neben der Chemo und Strahlenbehandlung eine Misteltherapie durchgeführt. Zusätzlich nahm ich noch Vitaminkapseln zu mir, denn mein Arzt sagte, dann wäre mein Körper bestens versorgt. Auch bei meiner zweiten Erkrankung war für mich klar, dass ich zusätzlich eine Misteltherapie durchführen würde.

Der beste Startzeitpunkt der Misteltherapie ist immer noch umstritten; die einen sagen *gleich anfangen*, andere sagen *erst im Anschluss*. Ich habe immer gleich damit begonnen, denn die Mistel hilft, die Nebenwirkungen in den Griff zu bekommen. Mit den Vitamintabletten verhält es sich anders, denn nachdem ich das Buch *Krebszellen mögen keine Himbeeren* gelesen hatte war mir klar, dass ich nicht nur hoch dosierten Vitamine mehr zu mir nehmen würde, sondern auch viel frisches Obst und Gemüse.

Mit der zweiten Krebsbehandlung habe ich nach meiner OP am Brustbein angefangen Arnikakügelchen zu nehmen, für eine gute Heilung und damit ich keine Entzündungen bekam. Meine Freundin Barbara, die Physiotherapeutin, begann nach der OP mit einer Magnetfeldtherapie, einer Atmungstherapie, einer Eistherapie für die Narbe, einer Bowentherapie sowie einer Craniosacraltherapie zur Entspannung. Diese Behandlungen halfen mir, meine

Beweglichkeit wiederzuerlangen. Die ganzen Anwendungen taten mir sehr gut und ich konnte mit allen Nebenwirkungen der Chemo und Bestrahlung gut umgehen.

Jetzt wollen Sie bestimmt wissen, was das für Therapien sind, daher stelle ich sie hier kurz vor:

Misteltherapie

Die Mistel ist eine Heilpflanze mit Geschichte. Sie wird seit der Antike als Heilpflanze verwendet. Hippokrates hat die immergrüne Pflanze, die im Winter die kahlen Baumkronen schmückt, ebenso empfohlen, wie die Äbtissin Hildegard von Bingen und Paracelsus. Seit Anfang dieses Jahrhundert wird die Mistel auch bei Tumorleiden eingesetzt und ist mittlerweile eine durchaus etablierte Zusatztherapie zur Chemo- und Bestrahlungstherapie. Sie dient der unterstützenden Behandlung im Sinne einer unspezifischen Reiztherapie bei bösartigen Tumoren. Es ist eine Therapieform, die das Immunsystem ganz allgemein aktiviert und somit auch die Selbstheilungskräfte des Körpers mobilisiert. Ich spritzte zweimal in der Woche das Mistelextrakt in die Bauchdecke.

Eine Misteltherapie bekommt man bei Ärzten der Naturheilkunde und bei Heilpraktikerin. Bei der Bezahlung der Misteltherapie gibt es Unterschiede bei den Krankenkassen.

Magnetfeldtherapie

Diese Therapie dient der Zellregeneration und kann zum Beispiel Energiepotenzial aufbauen, das Immunsystem beschleunigen und die Körperentgiftung anregen. Diese Therapie kann man in einer Physiopraxis machen. Ich habe sie mehrmals wöchentlich durchgeführt, besonders nach der OP; ich fühlte mich mit jedem Tag besser.

Arnikakügelchen D6

Arnikablüten enthalten ätherische Öle, Flavonoide und Sesquiterpenlactone, die entzündungshemmend und antiseptisch wirken. Sie besitzen aber auch andere Bestandteile, die immunstimulatorisch, antibakteriell und antiartistisch wirken.

Arnika wird bei Verletzung und Prellungen angewendet, bei Quetschungen Hämatomen, Entzündungen eines venösen Gefäßes, Thrombosen, Gelenkschmerzen, rheumatischen Gelenkbeschwerden, Entzündungen von Insektenstichen und bei Entzündungen der Schleimhäute, vor allem des Mundes.

Arnikamill-Salbe

Diese Salbe kommt ebenfalls von der Arnikablüte und wird gemeinsam mit Kamillenblüten zu einer Salbe verarbeitet. Die Salbe habe ich zur Narbenbehandlung verwendet. Nachdem die Fäden gezogen waren, brauchte die Narbe intensive Behandlung. Arnikamill wird mehrmals täglich in die Narbe einmassiert. Durch das Einmassieren lässt auch die Spannung der Narbenhaut nach, denn die Hautschichten unter der Narbe sind durch die OP verklebt. Ebenfalls habe ich die Arnikasalbe bei der Bestrahlung mehrmals täglich benutzt. Die Haut erholte sich dadurch schneller nach den einzelnen Bestrahlungen.

Arnikakügelchen und Arnikasalbe bekommt man in der Apotheke.

Buchtipp: *Homöopathie GU*

Bepanten Nasen- und Heilsalbe und Gelositin Nasenöl

Die Pflege der Nasenschleimhäute ist besonders wichtig bei der Taxoltherapie, denn die Schleimhäute werden stark beansprucht und es kommt zu Nasenbluten. Durch die Anwendung der Nasen- und Heilsalbe mehrmals täglich, bleiben die Nasenschleimhäute feucht und können sich erholen. Nachdem sich die Schleimhäute erholt haben ergänzte ich die Therapie mehrmals täglich mit dem Nasenöl und nach drei Wochen hatten sich meine Schleimhäute wieder erholt. Wichtig ist, bei der Nasenpflege die Geduld nicht zu verlieren. Es reicht nicht aus, nur mal ab und zu die Nase mit der Salbe zu pflegen, vielmehr ist eine intensive Pflege nötig.

Rescue- oder Notfalltropfen
Rescue- oder Notfalltropfen stammen aus der Bach-
blüten-Therapie. Sie sind für außergewöhnliche
Situationen gedacht und sollen beruhigend wirken.
Diese Tropfen habe ich immer bei mir. Bei Angstzu-
ständen nehme ich fünf Tropfen ein.

Weleda Wildrosenöl
Das Wildrosenöl habe ich zusätzlich bei der Narbenbehandlung benutzt, um die Narbe zu massieren.
Durch den Verlust der Haare braucht auch die
Kopfhaut eine besondere Pflege und da machte sich
das Öl prima. Das Wildrosenöl wird aus dem hoch-
wertigen Kernöl der *Rosa Mosqueta* gewonnen.

Brennnesseltee
Brennnesseltee half mir ebenfalls bei der Taxoltherapie, denn mein Körper schwemmte so auf, dass ich
dicke Finger und Füße bekam. Mit dem Brennnesseltee konnte ich meinen Körper entwässern. Erhält-
lich im Reformhaus.

Craniosacraltherapie
Craniosacrale ist eine manuelle Therapie, das heißt,
eine korrigierende Arbeit auf der körperlichen Ebe-
ne sowie energetische und emotionale Ausgleichs-
und Lösungsarbeit. *Craniosacrale* heißt es, weil sich
zwischen dem Schädel (lat. *Cranium*) und dem
Kreuzbein(lat. *Sacrum*) die Hirn- und Rückenmarks-

flüssigkeit befindet. Craniosacraltherapie hat den Fokus auf der Beeinflussung der rhythmischen Bewegung dieser Flüssigkeit, die das zentralen Nervensystem des Menschen umfließt. Craniosacraltherapie ermöglicht sanfte Kontaktaufnahme mit den Hirn- und Rückenmarkshäuten, mit den Bewegungen der Rückenmarksflüssigkeit und des Nervensystems. Anderseits auch mit den Knochen, Muskeln und dem Bindegewebe. Nicht nur der Bereich zwischen Schädel und Kreuzbein, sondern der ganze Körper des Menschen befindet sich, bedingt durch den craniosacralen Rhythmus, in einer wellenförmigen Bewegung des Öffnens und Schließens. Wo das nicht so recht funktioniert, können durch bestimmte Handgriffe Korrekturimpulse gesetzt werden. Jedes Krankheitsbild und jede Energieblockade verursachen spezifische Abweichungsmuster von der rhythmischen Grundbewegung. Diese zu beheben, ist Aufgabe des Craniosacraltherapeuten. Das Spektrum der Anwendung craniosacraler Arbeit reicht von der vitalisierenden und entspannenden Allgemeinbehandlung über die integrative Behandlung von körperlichen Problemen wie Migräne, Rückenschmerzen und Kieferproblemen bis hin zur Aufarbeitung tiefer emotionaler Traumata.

Ich selbst bekomme schon seit Jahren Craniosacraltherapien zur Entspannung meines gesamten körperlichen Befindens und ich muss sagen, dass diese Therapie wirkt, wie ein Tag Urlaub. Mir geht es danach gut. Auch wenn alle lachen, sage ich immer: Ich bin mit meinem Körper im Einklang. Vor der ersten *Taxol*-Gabe habe ich eine Craniosacralbehandlung bekommen, weil ich große Angst hatte. Ich war danach total ruhig und meine Angst legte sich. Ich finde diese Therapie sehr gut. Gerade bei Krebs hat mal viele Gedanken im Kopf und man muss lernen, den Kopf freizubekommen. Ich schalte während der Therapie komplett ab. Durch meine regelmäßigen Sitzungen habe ich viel weniger Blockaden und kann die Behandlung zur Entspannung nutzen.

Bowentherapie

Bowen ist eine manuelle Heilmethode. Sie versucht die Ursachen der Erkrankung zu behandeln und durch Aktivierung der Selbstheilungskräfte akute oder chronische Schmerzen zu beseitigen. Zu den behandelten Beschwerden zählen Rückenschmerzen, Ischias, Knöchelverstauchungen, Knie- und Schulterprobleme. Auch bei Migräne, Problemen des Lymphflusses oder der Lymphdurchblutung, Hand-Fuß-Syndrom, Stress- und Spannungszuständen soll sich die Therapie bewährt haben. Ziel der Bowentherapie ist es, mit weichen, sanften Bewegungen die Muskeln, Sehnen und Bänder zu entspannen und ihnen Ruhephasen zu gönnen. Durch diese Tiefenentspannung soll es dem Organismus ermöglicht werden, sich selbst neu ein- und auszurichten, um in ein besseres inneres Gleichgewicht zu kommen.

Diese Therapie wurde bei mir schon bei vielen Beschwerden durchgeführt. Nach der OP am Brustbein hat meine Therapeutin nach zwei Wochen die Behandlung mit Bowen begonnen und die Schmerzen und Verspannungen wurden damit gelöst. Es waren aber viele Sitzungen nötig, den Körper beschwerdefrei zu bekommen.

Fazit:

Durch unterschiedliche Therapien konnte ich meinen körperlichen Zustand während der gesamten Zeit stabilisieren und es ging mir gut. Während ich diese Zusammenfassung niederschrieb, fand ich einen Artikel von zwei Ärzten aus Essen, die ein Buch geschrieben haben: *Gemeinsam gegen Krebs* von Prof. Dr. Gustav Dobos und Dr. Sherko Kümmel. Es handelt von gemeinsamen Behandlungen durch Naturheilkunde und Onkologie bei Krebserkrankungen.

Was ich auch in diesem Kapitel zum Ausdruck bringen wollte: Naturheilmittel können sehr gut helfen, die onkologische Therapie zu unterstützen. Das Wichtigste ist: Sie können bei der Therapie selber aktiv mitmachen und fühlen sich nicht so ausgeliefert.

Bewegung und Sport

Dieses Kapitel ist für mich das wichtigste, denn mit Sport konnte ich für mich das meiste erreichen.

Nach der ersten Erkrankung war ich total fertig, antriebslos und ständig müde; auch die Hausarbeiten fielen mir sehr schwer. Bei der ersten Anschlussheilbehandlung merkte ich, dass nur ich mir helfen konnte, aus diesem Zustand rauszukommen.

Ich fing an zu joggen. Am Anfang waren es nur wenige Minuten, die ich am Stück laufen konnte, aber mit jedem Mal wurde es besser und mein erster Erfolg waren fünfzehn Minuten am Stück zu joggen.

Ich merkte schnell, dass ich mobiler wurde. Bei der zweiten Kur lag mein Fokus darauf, die Ausdauer zu steigern. Ich besprach das mit dem Arzt und mein Plan wurde dementsprechend zusammengestellt: 8:00 Uhr Walken, anschließend Ergometer, gefolgt von der Wassergymnastik und Rückenschule. Außerdem bekam ich eine Narbenbehandlung, denn ich war durch die große Narbe nicht hundertprozentig beweglich.

Es ging mir von Tag zu Tag besser und ich konnte meine Ausdauer verbessern. Ich bin nach drei Wochen Kur schon siebzehn Runden im Kurpark gewalkt (am Anfang waren es nur vier).

Als ich zu Hause war, kaufte ich mir richtige Joggingschuhe und eine Puls-Uhr. Am Wochenende war ich dann in unserem Park unterwegs. Zusätzlich meldete ich mich in einem Zentrum für Sportmedizin an, wo ich jeden Montag zur Wassergymnastik ging und jeden Mittwoch zur Rückenschule. In diesem Zentrum waren überwiegend ältere Teilnehmer, mit denen ich gemeinsam die Stunden verbrachte; ich hatte viel Spaß und konnte meine Leistungsfähigkeit deutlich steigern.

Durch den vielen Sport wurden meine Zeiten beim Joggen immer besser, ich war schon bei zwei Stunden am Stück angekommen. Da kam mein Mann auf die Idee, ich sollte doch beim Halbmarathon mitmachen. Warum nicht? Also nahm ich 2003 am Halbmarathon teil und schaffte es mit einer Zeit von zweieinhalb Stunden ins Ziel. Ich war völlig fertig, aber stolz auf meine Leistung.

Ich entdeckte auch das Fahrradfahren für mich, kaufte mir ein neues Rad und fahre seither damit durch die Stadt.

Mit meiner Tochter fing ich an Nordic Walking zu machen. In der Firma bildeten wir Teams, die an der 5x5-Kilometer-Teamstaffel teilnahmen.

Meine Freundin meinte, ich solle mit ihr das *Deutsche Sportabzeichen* ablegen, was sehr lustig war.

Auch mit meinem Mann wurde es sportlicher: Wir steigerten unsere Wanderungen im Urlaub und wanderten zum Beispiel auf den 3.294 Meter hohen *Käskogel*. Wir waren zwar völlig am Ende, aber es war ein unbeschreiblicher Augenblick, als wir auf dem Gipfel standen.

Dann kam das zweite Mal die Diagnose Krebs, aber ich lies mich nicht von meinem Sport abbringen. Zwei Wochen nach der OP waren wir auf Norderney und es war für mich kein Problem zwei Stunden am Strand spazieren zu gehen. Mit dem Fahrrad machte ich allerdings erst mal Pause, aus Angst, auf den Brustkorb zufallen.

Ich trainierte lieber zu Hause auf meinem Laufband und dem Stepper, denn ich wollte fit bleiben und nicht wieder so antriebslos werden. Auch als es mit der Chemo losging, blieb ich im Training – zwar zu Hause, aber das spielte für mich keine Rolle. Ich hatte mir auch vorgenommen, gemeinsam mit meiner Tochter am 12.05.2012 wieder am Frauenlauf teilzunehmen.

Ich glaube die Chemo so gut vertragen zu haben, weil ich den Körper weiter gefördert habe. Durch die körperliche Belastung hat auch das körperliche Befinden nicht so abgebaut. Ich habe mich sehr intensiv mit diesem Thema auseinandergesetzt und viel dazu gelesen.

Für mich ist es wichtig, meine Erfolge festzuhalten. Daher trage ich die Zeiten in eine Tabelle ein und kann so meine Fortschritte sehen.

Fazit:

Es ist wichtig für den Körper, nicht nur bei einer Krebserkrankung oder anderen Erkrankungen, fit zu sein, denn Sport hilft

- bei der Steigerung der Leistungsfähigkeit,
- bei der Verringerung der therapiebedingten Nebenwirkung,
- bei der psychischen Stabilisierung,
- bei der Wiedergewinnung des Selbstwertgefühls,
- bei der Steigerung der Lebensqualität,
- beim Anschluss an Gruppen,
- bei der Reduzierung von Schlafstörungen,
- beim Abnehmen,
- dabei, sich nicht schlapp zu fühlen (hoher Sauerstoffanteil im Blut).

Man muss aber die richtige Sportart finden, denn es soll Spaß machen. Und bloß nicht aufgeben, wenn es mal nicht so klappt.

Hier ein paar Vorschläge:

Nordic Walking

Bei Brustkrebs ist Nordic Walking sehr effektiv, denn durch die Bewegung der Hände, das Be- und Entlasten am Stock, wird die sogenannte *Muskelpumpe* aktiviert, was wiederum die Lymphflüssigkeit abfließen lässt und dadurch können Lymphödeme vermindert und gleichzeitig das Risiko, das ein Lymphödem entsteht, verringert werden. Zusätzlich trainiert man den Ausgleich fehlender Kraft beider Seiten (Rechts-links-Vergleich) und man vermeidet Muskelverkürzungen.

Wichtig: Kann auch bei Chemo und Bestrahlungstherapien fortgeführt werden.

Wassertherapie

Die Wassertherapie ist für eine Rehabilitation wichtig, denn Wasser bietet bei allen Bewegungen und Schwimmstilen Widerstand und verhindert somit plötzliche, reißende Bewegungen. Auf diese Weise sind Verletzungen so gut wie ausgeschlossen. Wasser kann auch den Rückfluss der Lymphflüssigkeit fördern. Durch das Schwimmen wurden meine Beschwerden nach der zweiten OP deutlich besser. Ich merke jetzt immer noch, dass es wichtig ist, weiter schwimmen zu gehen, denn das Gewebe zieht sich immer wieder zusammen.

Wichtig: Bei der Bestrahlung keine Wassertherapie durchführen.

Trainieren Sie am Anfang zehn Minuten am Stück. Um ihre Ausdauer zu steigern, trainieren sie dreimal pro Woche; wenn es geht, eine halbe Stunde. Sie werden schnell merken, dass ihre Ausdauer besser wird und Sie viel ausgeglichener werden. Sollten Sie mal keine Lust haben oder es geht Ihnen nicht so gut, dann machen sie an einem anderen Tag weiter. Geben sie dann bloß nicht gleich auf: Es ist wichtig weiterzumachen, und das ist auch mein Motto: *Immer weiter machen!*

Andere Sportarten würde ich immer mit dem Arzt besprechen.

Entspannung und Entspannungstechniken

Ich habe nach der ersten Erkrankung festgestellt, wie wichtig Entspannung für mich ist. Bei der Anschlussheilbehandlung habe ich unterschiedliche Entspannungstechniken kennengelernt, zum Beispiel Klangmassage, Tiefenentspannung, Traumreisen, Thai Chi und Autogenes Training. Durch die Anwendung der Entspannungstechniken bekommt man den Verstand frei und lernt, sich auf ganz andere Dinge zu konzentrieren, nämlich dass nicht nur die Krankheit im Vordergrund steht. Es gib auch andere Möglichkeiten zu entspannen, zum Beispiel Malen, Tanzen, Sport, Stricken ... egal, was man sich aussucht: wichtig ist nur, dass es einen von der Krankheit ablenkt.

Ich hatte ein schönes Erlebnis bei der Chemo: Ich strickte am Anfang immer, damit die Zeit verging. Eine Mitpatientin brachte Stricknadel und Wolle mit und ich sollte ihr das Stricken beibringen, was ich auch tat. Es war lustig, denn wir hockten zusammen und haben uns fast kaputtgelacht über ihre Strickversuche. Ich habe sie vorher noch nie lachen sehen. Es war ein schönes Gefühl, sie ablenken zu können.

Nach meiner zweiten Erkrankung ging ich zu Heilmeditation und lernte meinen Körper auf spirituelle Weise kennen.

Klangmassage

Bei der Klangmassage oder auch Klangschalenmassage werden Klangschalen über dem bekleideten Körper angeschlagen und darübergehalten, ohne ihn zu berühren. Auf diese Weise überträgt sich der Schall des erzeugten Tones auf den Körper. Dies wird als Vibration wahrgenommen. Die Klangmassage soll im Wellness-Bereich entspannend und beruhigend wirken. Sie wird zum Stressabbau empfohlen. Die Wirkung der Klangmassage wird zum einen damit erklärt, dass der menschliche Körper überwiegend aus Wasser besteht, das durch die Schallwellen in Bewegung versetzt wird. Dieser Effekt wirke letztlich wie eine innerliche Massage der Körperzellen. Körperliche und auch seelische Verspannung und Blockaden sollen so gelöst werden.

Tiefenentspannung oder Traumreisen

Fantasie-, Märchen-, oder Traumreisen sind imaginative Verfahren. Sie können als Entspannungstechnik therapeutisch wirken und werden von einem Sprecher vorgelesen oder erzählt (das gibt es auch auf CD). Ein tiefer Ruhe- und Erholungszustand wird durch eine entspannte Körperposition (auf dem Rücken liegend mit geschlossenen Augen), die Zuwendung durch den Sprecher sowie die Hinwendung zu den meist als angenehm erlebten Bildern in der eigenen Fantasie erzielt. Durch einen herabgesetzten Muskeltonus kommt es zu einer körperlich-seelischen Entspannung. Der Zuhörer stellt sich innere Bilder zu den Texten vor, in die möglichst viele angenehme Sinneseindrücke eingebaut sind.

Diese Traumreisen kann man prima zu Hause durchführen, alleine oder in der Gruppe, und sie werden sehen, dass jeder Einzelne immer etwas anders sieht. Führen Sie die Traumreisen öfter durch und sie werden feststellen, dass Sie immer etwas anderes erleben. Und wenn man dann nur an seinen Traum zurückdenkt, stellt sich bereits eine entspannte Stimmung ein.

Thai Chi

In der traditionellen chinesischen Medizin spielen Bewegungsübungen eine zentrale Rolle, die zum Ziel haben, das Chi zu mehren und den Körper und die Meridiane für das Qi durchlässig zu machen. Klinische Untersuchungen der westlichen Medizin haben gezeigt, dass regelmäßiges Praktizieren von Thai Chi diverse positive Auswirkungen auf verschiedene Aspekte der physischen und psychischen Gesundheit hat, wie beispielsweise auf das Herz-Kreislauf-System, das Immunsystem, das Schmerzempfinden, das Gleichgewicht und allgemein auf die Körperkontrolle, Beweglichkeit und Kraft.

Thai Chi wird bei den Anschlussheilbehandlungen angeboten und man sollte ausprobieren, ob es zu einem passt.

Autogenes Training

Autogenes Training ist eine auf Autosuggestion basierende Entspannungstechnik. Heute ist Autogenes Training eine weitverbreitete und zum Beispiel in Österreich auch gesetzlich anerkannte Psychotherapiemethode. Autogen ist genau genommen nicht das Training, sondern die Entspannung: Der Begriff ist eine Verkürzung von *Training für autogene Entspannung,* also im Sinne von *Training für aus uns heraus erzeugte Entspannung*, im Gegensatz zu von außen erwirkter Entspannung. In der Übungsphase wird die Entspannung dennoch zunächst von außen induziert, zum Beispiel durch einen Trainer oder durch einen Tonträger. Ziel ist jedoch die Entspannung von innen her, ohne äußeres Zutun und ohne äußere Unterstützung.

Es gibt von dem Verlag GU Bücher mit CD, es gibt aber auch Gruppen für Autogenes Training.

Spazieren gehen.

Spazieren gehen hat ebenfalls einen großen Entspannungseffekt. Durch eine schöne Umgebung, zum Beispiel im Wald, am Wasser oder im Park, kann man seine innere Ruhe finden. Wenn man nicht gerne alleine ist, schnappt man sich einen Partner und geht gemeinsam. Sie werden sehen, dass der Kopf frei wird und Sie sich im Anschluss gut fühlen. Ich gehe viel spazieren, genieße die Zeit im Freien und erfreue mich an der Natur.

Fazit:

Egal was man zur Entspannung unternimmt, wichtig ist, dass es einem dabei gut geht. Probieren sie unterschiedliche Techniken aus, um festzustellen, was sich für Sie gut anfühlt.

Ernährung

Wie ernähre ich mich bei Brustkrebs? Diese Frage habe ich mir bei der ersten Erkrankung 2000 gestellt beziehungsweise dem Arzt. Der meinte, ich sollte mich bewusst ernähren, viel Fisch und weißes Fleisch, Gemüse und Obst, kein rotes Fleisch und keine Innereien. Also versuchte ich, unsere Ernährung umzustellen. Ich hatte schon immer eine Vorliebe für schöne Kochbücher und neue Rezepte. Ich legte mir auch Kochbücher zur Ernährung bei Krebs zu, zum Beispiel *Krebszellen mögen keine Himbeeren* und *Krebszellen mögen keine Himbeeren – Das Kochbuch* von Prof. Dr. med. Richard Béliveau und Dr. med. Denis Gingras. Diese Bücher halfen mir zu verstehen, auf welche Bestandteile ich achten sollte (das würde ich als Pflichtlektüre bezeichnen).

Durch meine vielen Kochbücher hatte ich eine sehr große Auswahl an Rezepten, die nur noch gekocht werden mussten. Ich organisierte mich in meiner Küche neu, denn wenn man neue Rezepte ausprobiert, braucht man auch viele verschiedene Zutaten. Mein Mann erstellte uns einen Wochenplan, in dem ich die Gerichte und die passenden Kochbücher mit Seitenzahl eintragen konnte. So setze ich mich einmal in der Woche hin und überlegte mir, was wir in der nächsten Woche essen könnten. Ich trug es in den Wochenplan ein und im Anschluss schrieb ich einen Einkaufszettel, damit ich alles besorgen konnte. Das ermöglichte mir jeden Tag stressfrei zu kochen, auch wenn ich von der Arbeit kam.

Seitdem koche ich eine sehr abwechslungsreiche Küche. Ich achte auf frische Produkte und kaufe keine Fertigessen, Fertigsoßen oder Fast Food, weil ich meinem Körper keine beziehungsweise weniger Aromastoffe, Glutamate und Konservierungsmittel zuführen möchte, denn Chemie hatte ich jetzt erstmal genug. Der Zeitaufwand beträgt jeden Tag oder Abend etwa vierzig Minuten für die Fertigstellung des Essens. Beim Servieren unserer Speisen achte ich auf Gemütlichkeit. Die Mahlzeit ist für uns der erste gemeinsame Zeitpunkt, an dem wir uns treffen und gemeinsam über unseren Tag sprechen können.

Auch bei der Wahl meines Pausensnacks für die Arbeit achte ich auf frische Produkte. Ich stelle mir jeden Morgen mein Essen zusammen und dank Tupperware bleibt es auch frisch. Ich habe dadurch ein sehr ausgewogenes Frühstück und Abwechslung bei der Mittagspause. Meine Kollegen schauen immer, was ich in meiner großen Tasche habe, denn ihre Auswahl bestimmt die Kantine, was in meinen Augen nicht ausgewogen ist.

Darf man eigentlich Alkohol trinken? Während der ersten Chemo im Jahr 2000 habe ich fast gar nichts getrunken, höchstens mal ein Glas Wein oder Sekt zum Essen. Bei der zweiten Erkrankung trank ich in Maßen mal ein Glas Sekt oder Bier, das ich vorher gar nicht so gerne getrunken habe. Das Bier schmeckte plötzlich richtig gut, nur kämpfte ich durch die *Taxol*-Therapie mit starken Wassereinlagerungen. Mein Körper saugte die Flüssigkeit auf wie ein Schwamm und zeigte mir das am nächsten Tag auf der Waage die Rote Karte. Bei der Bestrahlung habe ich gar nichts Alkoholisches getrunken.

Fazit:
Gerade die Ernährung ist ein großer Faktor im Kampf gegen den Krebs und jeder kann selber großen Einfluss nehmen.

Familie

Eine Krebserkrankung ist nicht nur für den Betroffenen eine Herausforderung, sondern für die ganze Familie.

Ich hatte Glück mit meiner Familie. Wir haben gemeinsam meine erste Erkrankung überstanden und bei der zweiten waren wir schon ein eingespieltes Team. Wichtig ist Offenheit – man muss über alles sprechen können, mit jedem. Bei uns zu Hause wusste unsere Tochter genauso Bescheid wie mein Mann, auch meine übrige Familie war mit allem vertraut. Wir haben gemeinsam gelernt wie wichtig es ist als Einheit zusammenzuarbeiten, denn dann ist es für den Einzelnen nicht so schlimm.

Wichtig ist, dass Sie lernen über Ihre Ängste und Sorgen zu sprechen. Das Erste, was wir gemeinsam durchmachten, war mein Haarausfall und mein dadurch radikal verändertes Erscheinungsbild. Meine Tochter und mein Mann ermutigten mich immer ohne Tuch rumzulaufen, für sie war es das normalste der Welt, dass ich keine Haare hatte. Durch die Therapien wird der Körper sehr geschwächt, lehnen Sie also Hilfe nicht ab. Es tut gut, die Familie im Rücken zu haben.

So kann die Erkrankung sogar etwas Positives bewirken und die Familie beziehungsweise den Zusammenhalt stärken.

Freunde

Mit den Freunden ist das so eine Sache. Durch die Erkrankung konnte ich feststellen, dass ich wenige aber dafür sehr gute Freunde habe, die mir genauso wichtig sind wie meine Familie. Geben Sie Ihren Freunden Zeit; es ist auch für sie nicht so einfach, mit dem Krebs klarzukommen. Für die meisten ist es sicher auch das erste Mal, dass es einem guten Freund sehr schlecht geht. Reden Sie mit Ihren Freunden über Ihre Krankheit und erklären Sie Ihren Therapiezeitplan. Erstens tut es Ihnen gut und zweitens können Ihre Freunde Sie dann unterstützen und haben das Gefühl, einen Beitrag zu leisten.

Meine Freunde und ich verbringen viel gemeinsame Zeit und erleben tolle Dinge. Ich bin stolz, so tolle Menschen als Freunde zu haben und dass nie das Gefühl aufkam, ich sei alleine. Sie gehen mit meiner Krankheit um wie ich – sie steht nicht immer an erster Stelle, sondern mein Wunsch zu leben und dabei unterstützen sie mich.

Aber Sie werden auch erleben, dass es Freunde gibt, die damit nicht klarkommen und sich von Ihnen absondern. Es tut zwar weh, aber Sie werden es nicht verhindern können.

Gesprächsgruppen

Sind Gesprächsgruppen wichtig für mich? Diese Frage stellte ich mir vor der ersten Kur, denn ich sollte an einer solchen Runde teilnehmen.

Ich finde diese Gesprächsrunden gut, denn man hat dadurch einen Austausch mit anderen Krebskranken, wie ein jeder seine Krankheit wahrnimmt und wie die Behandlung ist. Denn es gibt viele Arten von Brustkrebs und diese werden auch alle unterschiedlich behandelt.

Sie sollten sich einer Gruppe anschließen, wenn sie niemanden zum Sprechen haben, denn es ist wichtig über seine Krankheit zu sprechen; so verarbeitet man seine Erfahrungen viel besser.

Wichtig ist, dass der Therapeut in diesen Gruppenrunden auf den Veränderungsprozess im Verhalten der Erkrankten eingeht, zum Beispiel mit dem Verhaltensbarometer (dazu später mehr), damit der Erkrankte versteht, dass es ganz normal ist, Gefühlsschwankungen zu haben.

Diese Erfahrung hatte ich bei der ersten Kur nicht, die Therapeuten sind nicht auf die Veränderungsprozesse bei Erkrankungen eingegangen, es war eine sehr traurige Stimmung in den Runden. Ich habe die Gruppenrunden nicht mehr besucht, denn ich war zu betroffen von der Totenstimmung.

Bei meiner zweiten Erkrankung war es ganz anders. Meine Therapie wurde durch meine Chemo-

Mitpatienten schon bei der Chemo-Gabe gestartet. Wir waren eine sehr interessierte Gruppe und tauschten uns untereinander aus. Wir erzählten uns unsere Erfahrungen und Ängste mit der Therapie. Bei aufkommenden Fragen konnten wir gemeinsam unsere Ärztin fragen und jeder hörte zu. Das passiert leider nicht in jeder Gruppe, meistens schweigen sich die Patienten an und sind mit sich und ihren Ängsten alleine. Oft trauen sich die Patienten auch nicht den Arzt zu fragen, wenn sie etwas auf dem Herzen haben oder Beschwerden durch die Therapie – sie ergeben sich ihrer Krankheit.

Es ist wichtig, auch mit Nichterkrankten über seine Erfahrungen zu sprechen, denn Krebs macht nicht halt.

Veränderungsprozesse

Dank meiner Arbeit habe ich mich schon sehr lange mit dem Thema *Veränderungsprozesse im Arbeitsleben* befasst. Durch die Teilnahme an einem Seminar wurde ich auf die Amerikanerin Elisabeth Kübler Ross aufmerksam. Frau Kübler Ross hat das *Modell der fünf Sterbephasen* 1969 veröffentlich. Im Laufe der Jahre sind weitere Ableitungen von diesem Modell entstanden. Die fünf Phasen durchlaufen nicht nur Sterbende, sondern wir alle durchlaufen ständig geplante und ungeplante Veränderung im Leben:

1. Phase: Nicht-wahrhaben-Wollen und Isolierung
2. Phase: Zorn und Ärger
3. Phase: Verhandeln
4. Phase: Depressive Phase
5. Phase: Zustimmung

Das Verhalten in den einzelnen Phasen:

Nicht-wahrhaben-Wollen und Isolierung
Brustkrebs wird festgestellt:
- Stellt man den Knoten selber fest, wird es schon kein Krebs sein.
- Stellt der Arzt den Knoten fest, wird es schon kein Krebs sein.
- Verkriechen und mit keinem darüber sprechen.
- Das Wort *Krebs* nicht in den Mund nehmen.
- *Da haben Sie sich bestimmt geirrt.*

Zorn und Ärger

Warum, wieso, weshalb ich?
Die anderen haben es gut!
Aggressivität gegenüber der Umwelt.

Verhandeln

Was kommt jetzt?
Was kann ich tun?
Die Therapie brauche ich zum Überleben.

Depressive Phase

Nein, ich will das nicht.
Ich kann nicht mehr.
Wie lange noch?
Wann kommt der Krebs wieder?

Zustimmung

Ich will Leben!
Es wird gut.
Das schaffe ich.
Da muss man durch.
Ich habe noch nicht alles gesehen.

Ich habe festgestellt, dass man sich unterschiedlich lange in den Phasen aufhält, auch ist die Reihenfolge nicht immer die gleiche und man geht auch mal in einzelne Phasen zurück. Das hängt meiner Meinung nach mit der Tagesform des Einzelnen zusammen und von der Einstellung zur Krankheit ab.

Je mehr man sich bewusst macht, dass das eigene Verhalten gerade das normalste der Welt ist, kann man damit besser umgehen und die Krankheit überwinden. Das ist mir besonders bei den Chemos und bei den Bestrahlungsterminen aufgefallen: Einige Patienten befanden sich jedes Mal sich in einer anderen Phase, andere sind nicht aus ihrer Phase rausgekommen oder befanden sich wieder am Anfang. Durch mein Wissen von den Veränderungsprozessen der Menschen konnte ich damit gut umgehen und verstand auch, dass das dazugehört.

Ich brauchte auch erst dieses besagte Seminar, um verstehen zu können, warum ich mich bei der ersten Erkrankung so verhalten habe. Bei der zweiten fiel mir dadurch einiges viel leichter, ich sehe nach vorne und bin entspannt. Denn jeder Veränderungsprozess hat auch etwas Neues und Gutes an sich. Bei einer Krebserkrankung sollte man seine eigenen Abläufe infrage stellen. So war es jedenfalls bei mir. Mir wurde klar: *Ich lebe nicht nur für andere, sondern ich will selbst leben.*

Fazit:

Das Verhaltensbarometer oder die fünf Phasen spiegeln wieder, dass man selber etwas dafür tun muss, eine positive Einstellung zu bekommen.

Mit ein paar Weisheiten geht es leichter.

Gib jeden Tag die Chance, der schönste Deines Lebens zu werden.

Wer den Tag mit einem Lächeln beginnt, hat ihn schon gewonnen.

Überhaupt beruhen neun Zehntel unseres Glücks allein auf der Gesundheit. Mit ihr wird alles eine Quelle des Genusses. Hingegen ist ohne Sie kein äußeres Gut, welcher Art es auch sei, genießbar.

Schopenhauer

Der große Reichtum unseres Lebens sind die kleinen Sonnenstrahlen, die jeden Tag auf unseren Weg fallen.

Meine persönlichen Motivationssprüche:

Anderen geht es viel Schlechter als mir.
Zum Glück habe ich Brustkrebs, der ist schon so gut therapierbar.
Lieber ich als meine Tochter.
Ich bin ein total zufriedener, glücklicher Mensch und deshalb habe ich immer ein halb volles Glas und nicht ein halb leeres Glas.

Beantragen eines Schwerbehinderten-Ausweises

Das können Sie mithilfe der Sozialstationen in den Kliniken durchführen oder über die Internetseite vom Landesamt für Gesundheit und Soziales. Ich rate Ihnen, das über die Sozialhelfer zu machen.

Der Ausweis bei Brustkrebs ist für die Dauer von fünf Jahren gültig. Der Grad der Prozente hängt von der Krebserkrankung ab. In meinem Fall hatte ich bei der Ersterkrankung sechzig Prozent, die nach fünf Jahren auf dreißig Prozent gesenkt wurden. Bei meiner zweiten Erkrankung bekam ich dann hundert Prozent für fünf Jahre.

So hilft Ihnen der Ausweis:
- besserer Kündigungsschutz
- steuerliche Vorteile
- fünf Tage Schwerbehinderten-Urlaub zusätzlich zum gesetzlichen Urlaubsanspruch
- reduzierte Eintrittspreise für Museum, Zoo, Kino etc.

Sie sollten diesen Ausweis nicht negativ sehen, sondern positiv; er bringt einfach Vorteile.

Das mit den fünf Jahren Gültigkeit ist so eine Sache, denn bei der Krebsbehandlung ist nicht gesagt, dass es nicht auch Spät- und Langzeitfolgen gibt.

Auch eine neue Erkrankung liegt oft erst nach acht oder zehn Jahren vor. Hier kämpft die Organisation *mammazone* gemeinsam mit Ärzten, dass die Gültigkeit neu überarbeitet wird, denn dieses Verfahren ist nicht mehr zeitgemäß.

Geben Sie nicht klein bei, wenn die fünf Jahre abgelaufen sind, sondern wenden Sie sich an die Sozialstation Ihrer Klinik.

Nachsorge

Die Nachsorge nach einer Krebsbehandlung ist sehr wichtig, aber auch jedes Mal mit großer Angst verbunden. Bei den Nachsorge Terminen ist es wichtig, dass Sie sich mit Ihrem Arzt darüber unterhalten, wie und in welchem Zeitraum Sie welche Untersuchung durchführen lassen müssen. Führen Sie Ihren eigenen Terminplan und halten Sie die Untersuchungstermine ein. Auch nach Jahren ist es wichtig, die Nachsorge durchführen zu lassen. Legen sie sich einen Ordner an, wo sie Untersuchungsergebnisse einheften können, denn sollte eine erneute Erkrankung auftreten, sind Sie gut vorbereitet.

Die Untersuchungen zerren immer an den Nerven, aber ich glaube, das gehört dazu.

Hinweis:

Fragen Sie bei Ihrem Arzt nach einem Patientenpass für Tumorkranke. Dieser Ausweis dient der gegenseitigen Information von Patient und behandelnden Ärzten beziehungsweise über den Ablauf und die Termine der Untersuchungen und Behandlungen. Hier müssen Sie aktiv werden. Meistens bekommen Sie nicht automatisch so einen Pass.

Gentest

Mach ich einen Gentest – ja oder nein. Vor diese Frage stand ich bei meiner zweiten Erkrankung. Wegen meiner Tochter beschloss ich, einen Gentest durchführen zulassen. Ich konnte erst sechs Wochen nach der Bestrahlung zu einer Fachärztin für Humangenetik gehen.

Ich dachte mir, das ist doch nicht so schlimm. Man lässt sich Blut abnehmen, wartet ab und das Ergebnis ist da. Es läuft aber anders: Es gibt ein anderthalbstündiges Einführungsgespräch, bei dem die Ärztin prüft, ob in der Familie schon einmal Brust-, Eierstock- oder Darmkrebs vorlagen. In meinem Fall war es nicht so. Dann erklärte sie mir, was das Ergebnis für Auswirkungen haben kann, sowohl für mich als auch für meine Mutter, Schwestern und Tochter. Sie sagte aber auch, dass es ganz selten ist, dass ein Genfehler vorliegt.

Für mich würde es bedeuten: Wenn ein Genfehler vorliegt, würde mir empfohlen werden die Brüste abnehmen zu lassen, um einer weiteren Erkrankung vorzubeugen. Ich musste ganz schön schlucken. Bei meinen Schwestern und meiner Mutter würde dann ebenfalls ein Gentest durchgeführt werden, was zur Folge hätte, dass man ihnen ebenfalls dazu raten würde, sich die Brüste abnehmen zu lassen. Bei meiner Tochter würde auch ein Gentest durchgeführt werden, aber vor ihrem fünfunddreißigsten

Geburtstag würden keine vorbeugenden Maßnahme stattfinden. Sie könnte sich dann in kurzen Abständen untersuchen lassen und müsste so mit der Angst leben, dass sie jederzeit Krebs bekommen könnte. Mir wurde ganz anders: Was für eine Aussicht, ständig in Angst zu leben!

Ich ließ Blut abnehmen und hoffte nur, dass kein Genfehler festgestellt würde.

Es sollte vier Monate dauern, bis das Ergebnis vorlag. Wenn dann ein weiteres Familienmitglied ebenfalls diese Untersuchung durchführen lassen würde, ginge es aber viel schneller (vier Wochen), weil dann schon ein Referenzdatensatz vorläge.

Die Ärztin vereinbarte mit mir mich anzuschreiben, wenn das Ergebnis da wäre, ich sollte mich dann telefonisch bei ihr melden, wenn ich in der Verfassung sei, das Ergebnis zu hören. Sie meinte, das wäre besser, als wenn man mit den Nerven am Ende wäre und dann womöglich noch ein schlechtes Ergebnis mitgeteilt bekäme.

Ich ging nach Hause und dachte nur: *Was für ein Termin!* Ich hatte Angst um meine Tochter, Sie hatte schon so viel mit mir erlebt, sie sollte doch ein unbeschwertes Leben führen können, ohne Angst. Bei dem Gedanken, mir meine Brüste abnehmen zu lassen, wurde ich auch ganz klein.

Als der Brief dann kam, brauchte ich nicht lange, rief an und bekam mitgeteilt, dass nach dem Stand der aktuellen Forschung kein Genfehler vorlag. Ich war glücklich und informierte meine Mutter, meine Schwestern und vor allen Dingen meine Tochter.

Aber ist das jetzt das befreiende Ergebnis? So manches Mal macht man sich so seine Gedanken dazu, denn ganz unbeschwert lebt es sich danach auch nicht – es ist kein *Freifahrtschein*.

Fazit:

Nehmen Sie Ihre Vorsorge immer ernst und stellen Sie auch kritische Fragen, wenn Ihnen etwas unklar ist.

Fremdwörter

Diese Erklärungen zu einzelnen Fremdwörtern sollen helfen, die Sprache der Ärzte besser zu verstehen. Ich habe versucht, die Begriffe so einfach wie möglich zu erklären.

Anämie
Das bedeutet, dass Blutarmut ausgelöst wird, wenn zu wenig rote Blutkörperchen vorhanden sind.

Anamnese
Das ist Ihre Krankengeschichte; eine Anamnese wird gleich am Anfang von den Ärzten erfragt.

Maxilla, axillar
Damit ist die Achselhöhle gemeint.

Biopsie
Die Entnahme einer Gewerbeprobe.

Chemotherapie
Eine Behandlung mit chemischen Substanzen, die das Wachstum von Tumorzellen im Körper hemmen sollen.

Chromosom
Chromosomen sind Datenträger unserer Erbinformation. Wir besitzen 46 Chromosomen, die sich in

23 Paare aufteilen. Bei der Zeugung eines Menschen werden aus je einen Satz von Vater und Mutter die Erbeigenschaften weitergeben.

Computertomografie (CT)

Es handelt sich dabei um eine Röntgenuntersuchung, die die inneren Organe, z. B. Lymphknoten, Bauch- und Brustbereich sichtbar macht. Durch ein aufwendiges Rechenverfahren werden Schnittbilder dargestellt, die der Arzt auf Tumore untersucht. Diese Untersuchung findet auch statt als Planungs-CT für die Strahlenbehandlung.

Fatigue

Dabei handelt es sich um eine ausgeprägte Form von Müdigkeit und Erschöpfung, die oft bei einer Krebsbehandlung auftritt.

Gray (GY)

Das ist eine Maßeinheit für die Bestrahlungsdosis.

Her2-Rezeptor

Der Her2-Rezeptor befindet sich auf der Oberfläche von Brustzellen. Er gibt Befehle an die Zellen, sich zu teilen. Je mehr Her2-Rezepttoren eine Brustkrebszelle aufweist, desto mehr kann sie sich teilen beziehungsweise umso schneller wächst der Tumor.

Herceptin

Ein Medikament, das den Her2-Rezeptor blockiert; es kommt in der Brustkrebsbehandlung zum Einsatz.

Histologie

Das ist die Wissenschaft und Lehre vom Feinbau biologischer Gewebe. Vom Tumor wird ein hauchfeiner Gewebeschnitt angefertigt und der Arzt kann unter dem Mikroskop beurteilen, ob es sich um eine gutartige oder bösartige Gewebswucherung handelt.

Homöopathie

Eine Therapieform mit niedrigster Dosierung pflanzlicher und mineralischer Substanzen.

Hormonrezeptoren

Das sind Empfangszellen auf den Tumorzellen. Besonders in der Brustkrebsbehandlung wird ermittelt, ob es sich um Hormon positiver der negativer Rezeptoren handelt. Dadurch kann eine gezieltere Behandlung durchgeführt werden.

Hormonbehandlung

Durch eine Hormonbehandlung wird der hormonabhängigen Tumorzelle die Nahrung entzogen. Die Behandlung dauert mehrere Jahre.

Immunsystem

Damit bezeichnet man das körpereigene Abwehr-
system gegen Krankheiten. Durch eine Krebsbehandlung wird das Immunsystem geschwächt.

**Kernspintomografie, Magnetresonanztomografie
(MRT)**

Hierbei werden durch Magnetfelder Signale des
Gewebes hervorgerufen. Durch ein spezielles Verfahren werden die Signale in Schnittbilder umge-
wandelt.

Lymphe

Es handelt sich um Gewebewasser, das in einem
eigenen Gefäßsystem zu den herznahen Venen
transportiert wird und sich dort wieder mit Blut
vermischt.

Lymphdrainage

Eine Behandlung bei Schwellungen, die durch ver-
zögerten Lymphabfluss verursacht wird und in der
Brustkrebsbehandlung oft vorkommt, da sehr oft
Lymphknoten entfernt werden.

Lymphknoten

Sie sind linsen- bis bohnengroß und dienen als Fil-
ter für das Gewebewasser. Lymphkonten sind wich-
tige Bestandteile im Immunsystem.

Lymphödem
Das bezeichnet das Anschwellen zum Beispiel des Armes durch Stau oder gestörter Abfluss der Lymphe.

Mamille
Damit ist die Brustwarze gemeint.

Mamma
Die weibliche Brust.

Mamakarzinom
Der Name für Brustkrebs.

Mammografie
Dabei handelt es sich um eine Röntgendarstellung der Brustdrüse.

Mammografie- Screening
Ein gefördertes Früherkennungsprogramm für Frauen von 50 bis 69.

Mastektomie
Die operative Entfernung der weiblichen Brust, auch *Brustamputation* genannt.

Metastase
Eine Tochtergeschwulst, die entsteht, wenn Tumorzellen aus dem ursprünglichen Krankheitsherd ver-

streut werden. Das kann über den Blutkreislauf oder den Lymphstrom passieren.

Nadir

Der Nadir wird bei der Krebsbehandlung ermittelt, es ist der tiefe Punkt einer Kurve. Anders ausgedrückt: Bei der Chemotherapie wird der niedrigste Wert der Leukozyten- und Thrombozyten-Anzahl, bevor die Erholung des Blutbildes einsetzt, ermittelt. Dies erfolgt durch einen kleinen Stich in den Finger.

Osteoporose

Erkrankung des Skelettsystems, bei dem die Knochensubstanz und -struktur vermindert wird oder sogar verloren geht.

Östrogen

Weibliches Geschlechtshormon, das die Zellteilungs- und Wachstumseffekte an den weiblichen Geschlechtsorganen auslöst.
Antiöstrogene hingegen sind Substanzen, die die Wirkung der natürlichen Östrogene hemmen und im Rahmen eine Hormontherapie eingesetzt werden können.

Planungs-CT

Siehe *Simulation*.

Port

Bei einer Chemotherapie wird einem ein Port eingesetzt: ein Zuführsystem, das unter die Haut einge-
pflanzt wird. Das erleichtert die wiederholte Einnahme von Medikamenten. So werden die Venen
geschont und sind eine Erleichterung für den Patienten.

Primärtumor

So nennt man den zuerst entstandenen Tumor.

Quadrantektomie

Beim Brustkrebs wird die Mamma in Quadranten
aufgeteilt oder in Viertel, dadurch wird genau analy-
siert, wo der Tumor sitzt.

Radiologie

Die Lehre von der Anwendung von Strahlen.

Radiotherapie

Damit ist eine Strahlentherapie gemeint.

Rehabilitation

Das sind alle Maßnahmen, die einem erkrankter
helfen sollen, seinen privaten und beruflichen Alltag
bestreiten zu können, zum Beispiel Anschlussheilbehandlung, Kur, Wiedereingliederungsprogramme
der Arbeitgeber etc.

Rezeptor
Empfänger auf unseren Zellen, die auf Signale reagieren.

Rezidiv
Krankheitsrückfall nach einer symptomfreien Zeit.

Simulation
In der Strahlentherapie ist die Simulation ein Bestandteil der Bestrahlungsplanung. Es werden für die Bestrahlungen alle notwendigen Einstellungen und Markierungen vorgenommen.

Skelettszintigrafie
Dabei handelt es sich um eine Untersuchung des Knochengerüsts.

Sonografie
Eine Ultraschalluntersuchung, zum Beispiel von Leber oder Galle.

Thrombozyten
Das ist die kleine Form der Blutkörperchen, auch *Blutplättchen* genannt. Sie haben die Aufgabe, die Blutgerinnung aufrechtzuerhalten.

Tumor
Der Sammelbegriff für Schwellungen (Geschwulste) von Körpergewebe. Sie können gut- oder bösartig sein und im gesamten Körper auftreten.

Tumorerkrankung

Damit ist eine Krebserkrankung gemeint.

Zelle

Eine Zelle ist die kleinste lebensfähige Einheit des Körpers. Sie hat einen Zellkern, in dem unsere Erbinformation enthalten ist.

Zyklus

Das ist ein regelmäßiger wiederkehrender Ablauf. Bei einer Krebserkrankung bedeutet das, dass nach einem Zyklus die nächste Chemodosis gegeben wird.

Höhepunkte

Meine persönlichen Höhepunkte zwischen 2000 und 2015

- 2001 Wiedereinstieg in meinen Job
- 2003 Halbmarathon
- Motorradführerschein
- 2 neue Verpackungsanlagen eingefahren
- Teilnahme an der Teamstaffel in Berlin (3x)
- 2010 Deutsche Sportabzeichen
- 2011 Frauenlauf *10 Kilometer Nordic Walking*
- Spitze des *Käskugels* in Österreich erreicht
- 2012 Frauenlauf *10 Kilometer Nordic Walking* mit persönlicher Bestzeit
- 2012 Juni Wiedereinstieg in den Job
- 2012 November Herbstlauf, 6 Kilometer
- 2013 Frauenlauf *10 Kilometer Nordic Walking* mit erneuter Bestzeit
- 2013 Kreta mit dem eigenen Motorrad besucht.
- 2014 Frauenlauf *10 Kilometer Nordic Walking* mit erneuter Bestzeit
- 2015 Frauenlauf *10 Kilometer Nordic Walking*
- 2015 Deutsches Sportabzeichen in Gold

Dankeschön

Ich möchte mich mit diesem Buch bei meinem Mann Stephan, meiner Tochter Jessica und ihrem Freund Marc sowie der gesamten Familie – Mama, Papa, Bernie, Gerda und meiner Schwester Annette –für ihre Unterstützung bedanken.

Ich danke auch Claudia und Olaf sowie ihren Kindern Norina, Pascal und Mika: Danke, dass es euch nichts ausgemacht hat, mit mir schwimmen zugehen, als ich keine Haare hatte. Ich hatte nie das Gefühl alleine dazustehen. Ihr habt mir gezeigt, dass es nur in einer Gemeinschaft klappt.

Besonderer Dank gilt meinen Freunden Barbara und Wolfgang. Ihr habt mir in jeder Gefühlslage zur Seite gestanden. Ohne Euch würde es dieses Buch nicht geben.

Nicht zu vergessen Andrea: Du hast mir immer sehr geduldig und einfühlsam zugehört.

Liebe Jessica, ich bin stolz auf Dich. Durch meine Krankheit bis Du sehr schnell erwachsen geworden und hast eine starke Persönlichkeit entwickelt.

Lieber Stephan, ich danke Dir für Deine Liebe; ohne Dich hätte ich so einiges nicht geschafft. Ich liebe Dich.

Quellenangabe:

Aus diesen Quellen habe ich die Informationen erstellt:

Die blauen Ratgeber der Deutschen Krebshilfe:
- Krebs-Wörterbuch
- Strahlentherapie
- Bewegung – Sport bei Krebs

mammazone – Frauen und Forschung gegen Brustkrebs

http://www.wikipedia.de

http://www.gesundheitstrends.de

http://www.paracelsus.de

http://www.pflegenwiki.de

http://www.dr-ursula-kurz.de

www.ingramcontent.com/pod-product-compliance
Lightning Source LLC
Chambersburg PA
CBHW050500290526
45786CB00006B/2366